Schattauer

Brigitte Gerhards-Sommer

Verhaltenstherapeutische Methoden in der Pferdegestützten Therapie

Das Praxishandbuch

Schattauer

Brigitte Gerhards-Sommer
Kreuzstraße 61
52351 Düren
b.gerhards-sommer@t-online.de

Schattauer
www.schattauer.de

Gestaltungskonzept: Farnschläder & Mahlstedt, Hamburg
Cover: Jutta Herden, Stuttgart
unter Verwendung einer Abbildung von © anjajuli/iStock
Gesetzt von Eberl & Koesel Studio, Kempten
Gedruckt und gebunden von Friedrich Pustet GmbH & Co. KG, Regensburg
Lektorat: Marion Drachsel
Projektmanagement: Nadja Urbani
ISBN 978-3-608-40157-8
E-Book ISBN 978-3-608-12116-2
PDF-E-Book ISBN 978-3-608-20628-9

Bibliografische Information der Deutschen Nationalbibliothek
Die Deutsche Nationalbibliothek verzeichnet diese Publikation in der Deutschen Nationalbibliografie; detaillierte bibliografische Daten sind im Internet über http://dnb.d-nb.de abrufbar.

Einleitung

Dies ist ein Buch aus der Praxis für die Praxis und wendet sich in erster Linie an psychotherapeutisch arbeitende Leserinnen und Leser. Es soll aber durchaus auch alle anderen, in der Therapie und im Coaching mit Pferden arbeitenden Menschen ansprechen, bereichern und inspirieren, die Interesse an praktischen Übungen mit dem Medium Pferd haben und diese in ihre Arbeit integrieren möchten.

Nach meinen eigenen Erfahrungen haben psychotherapeutische Interventionen, unter Einbezug des Mediums Pferd, einen enormen und durchweg positiven Einfluss auf die Entwicklung einer Patientin/Klientin[1] und den gesamten therapeutischen Prozesses. Dies gilt sowohl für die diagnostische als auch für die Veränderungs- und Stabilisierungsphase einer Therapie. In einigen Fällen erleichtert die Arbeit mit dem Pferd den Aufbau einer tragfähigen therapeutischen Beziehung oder vermag überhaupt erst einen wirklichen Kontakt zwischen der Patientin/Klientin und der Therapeutin herzustellen.

Ich wage sogar zu behaupten, dass der Effekt einer einzigen Therapiestunde mit dem Medium Pferd viele Sitzungen im Setting einer Praxis ersetzen kann bzw. Möglichkeiten eröffnet, die im Setting einer Praxis so nicht möglich wären. In schwierigen oder festgefahrenen Situationen im therapeutischen Pro-

1 Der Einfachheit halber und um den Lesefluss nicht allzu sehr zu stören, wurde bei Personenbezeichnungen und personenbezogenen Begriffen die weibliche Form gewählt. Entsprechendes gilt im Sinne der Gleichbehandlung grundsätzlich für alle Geschlechter. Dies hat lediglich redaktionelle Gründe und beinhaltet keine Wertung.

zess bietet die Arbeit mit dem Pferd einzigartige Möglichkeiten, neue Zugänge und Wege zu finden, um die Therapie voranzubringen – und dies auf eine für alle Seiten fast spielerische, angenehme und erfüllende Art und Weise.

Der Gewinn für die Diagnostik ist dabei noch einmal besonders hervorzuheben. Um nur einige Beispiele zu nennen, hilft uns die Arbeit mit dem Pferd, Erkenntnisse darüber zu gewinnen, wie eine Patientin/Klientin Kontakt aufnimmt, wie sie Grenzen nach innen und nach außen zieht, wie sie sich auf allen Ebenen öffnen und einlassen kann, wie sie kommuniziert, wie sie körperlich reagiert, wie sie mit ihren Gefühlen umgeht, wie die Selbstwahrnehmung, die Selbstwirksamkeit, das Selbstwertgefühl und die Selbstsicherheit beschaffen sind, welche kognitiven und emotionalen Grundmuster vorliegen und welche konkreten Handlungspläne und -strategien eine Patientin/Klientin entwickelt. All diese Aspekte des Verhaltens und viele weitere werden uns in der Auseinandersetzung und mit dem Gegenüber Pferd offenbart. Dies gilt natürlich genauso im Setting eines Coachings, in der Reittherapie, beim heilpädagogischen Reiten und in der Hippotherapie.

Wenn man mit Pferden in der (Psycho-)Therapie arbeitet, sollte man sich sicher sein, dass einen diese Arbeit mit Freude erfüllt, da der finanzielle Gewinn einer Therapieeinheit, aufgrund der Kosten für das Pferd, deutlich geringer ausfällt als aus einer Therapieeinheit im üblichen Setting einer Praxis. Hinzu kommen die zusätzliche intensive Arbeit mit dem Pferd und die Pflege des Pferdes oder der Pferde, um diese gesund zu erhalten und für die Arbeit mit den Patientinnen/Klientinnen adäquat zu fördern und zu stützen.

Liebt man die Pferde und möchte (Psycho-)Therapie und die Arbeit mit Pferden miteinander verbinden, gibt es wohl keine schönere Art der therapeutischen Tätigkeit!

Einige der hier vorgestellten Interventionen sollten nur von geschulten Psychotherapeutinnen oder Ärztinnen ausgeführt werden, da es ansonsten zu unerwünschten Effekten und negativen Auswirkungen auf die Patientinnen/Klientinnen kommen kann. Darauf wird in den entsprechenden Kapiteln ebenso hingewiesen wie auf Interventionen und Übungen, die sich sehr gut im Setting eines Coachings, einer Reittherapie, einer Hippotherapie oder des heilpädagogischen Reitens anbieten.

Um sich besser orientieren und für die eigene Arbeit passende Übungen auswählen zu können, befindet sich im Anschluss an diese Einleitung eine Übersicht (Tab. 1-1), welche Intervention für welche Art der Therapie oder ein Coaching geeignet ist.

Möchte man eine der hier vorgestellten Übungen mit dem Pferd in die eigene Arbeit integrieren, empfiehlt sich, die dafür zugrunde gelegte Intervention vorher sorgfältig zu studieren. Dafür bietet sich auch das Verhaltenstherapiemanual von Michel Linden und Martin Hautzinger (2015) an, auf welches sich dieses Buch stützt und in dem die einzelnen Interventionen ausführlich beschrieben werden, einschließlich ihrer Durchführung.

Es wird bewusst auf den Versuch verzichtet, das hier über die Pferdegestützte Therapie Geschriebene wissenschaftlich zu untermauern, da dies zum jetzigen Zeitpunkt leider noch nicht ausreichend möglich ist. Im Bereich der tiergestützten Psychotherapie und im Besonderen der Pferdegestützten Psychotherapie gibt es bisher nur wenige wissenschaftliche, aussagekräftige Studien, die eine Wirksamkeit signifikant belegen könnten. Auf diesem Gebiet besteht durchaus ein großer Forschungsbedarf!

Alle Nachweise für eine Wirksamkeit Pferdegestützter Therapien stammen so eher aus Beobachtungen und Erfahrungen denn aus kontrollierten wissenschaftlichen Studien. Ebenso verhält es sich bei differenziellen Indikationsstellungen für unterschiedliche psychische und psychiatrische Erkrankungen. Ich schließe daher ausdrücklich jegliche Verantwortung und Haftung bei der Anwendung und Durchführung der hier beschriebenen Methoden und Übungen aus. Ebenso kann die Wirksamkeit der hier vorgestellten Arbeit nicht garantiert werden.

Dieses Buch verzichtet auch auf ausführliche theoretische Abhandlungen, da der Schwerpunkt auf der Vermittlung der praktischen Arbeit liegen soll. Zur theoretischen Untermauerung und Weiterbildung auf den Gebieten der tiergestützten Therapien, der Verhaltenstherapie und deren Methoden wird auf die Literatur im Anhang und entsprechende Weiterbildungen verwiesen.

An dieser Stelle soll, zusätzlich zu den vielen Hinweisen im laufenden Text, darauf hingewiesen werden, dass nicht alle Abbildungen Therapiesituationen darstellen, sondern dem Thema entsprechend und passend ausgewählt wurden. Somit kommt

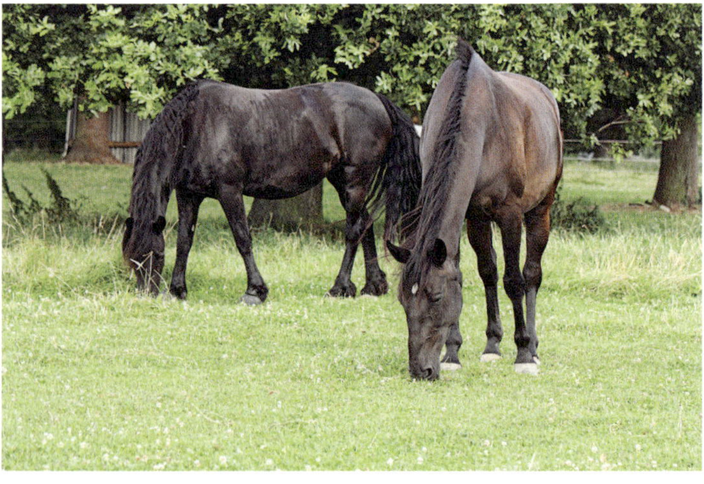

Baukje und Laika genießen ihre freie Zeit auf der Weide.

es auch vor, dass unabdingbare Sicherheitsstandards für eine therapeutische Situation nicht eingehalten wurden (z. B. das Tragen eines Helms beim Reiten).

> »Kontakt mit Tieren fördert das allgemeine Wohlbefinden und die soziale Integration, die Beziehungsfähigkeit und den Selbstwert des Menschen. Er wirkt stressreduzierend, dient der allgemeinen Anregung und Aktivierung, stärkt Problemlösekompetenzen und verbessert die Fähigkeit, mit Gefühlen und Affekten angemessen umzugehen.«
> (Olbricht und Otterstedt 2003)

Interventionen und geeignete Therapiemethoden – Übersicht

Kapitel/Intervention	PT	C	RT	HR	HT
4.1 Achtsamkeit	✓	✓	✓	✓	✓
4.2 Aktivitätsaufbau	✓	✓	✓	✓	✓
4.3 Aufbau sozialer Kompetenz	✓	✓	✓	✓	
4.4 Aufmerksamkeitstraining	✓	✓	✓	✓	✓
4.5 Beruhigende Versicherungen	✓	✓	✓	✓	✓
4.6 Bestrafung					
4.7 Biofeedback	✓	✓	✓	✓	✓
4.8 Empathie	✓	✓	✓	✓	
4.9 Einstellungen und Grundüberzeugungen verändern	✓	✓	✓	✓	✓
4.10 Entspannungsverfahren	✓	✓	✓	✓	✓
4.11 Exposition und Konfrontation	✓				
4.12 Gedankenstopp	✓	✓	✓	✓	
4.13 Genusstherapie	✓	✓	✓	✓	✓
4.14 Hausaufgaben	✓	✓	✓	✓	✓
4.15 Hierarchiebildung	✓	✓	✓	✓	✓
4.16 Idealisiertes Selbstbild	✓	✓			
4.17 Imagination	✓	✓	✓	✓	
4.18 Innere Kindarbeit (Schematherapie)	✓	✓			

Kapitel/Intervention	PT	C	RT	HR	HT
4.19 Interpersonelle Diskrimination	✓	✓	✓	✓	
4.20 Kognitionsevozierung	✓	✓	✓	✓	
4.21 Kognitives Neubenennen und Umstrukturieren	✓	✓	✓	✓	
4.22 Kooperationsanalyse	✓	✓	✓	✓	✓
4.23 Löschung	✓	✓	✓	✓	✓
4.24 Modelllernen	✓	✓	✓	✓	✓
4.25 Motivational Interviewing	✓	✓	✓	✓	✓
4.26 Problemlösetraining	✓	✓	✓	✓	
4.27 Protokoll negativer Gedanken (Spaltentechnik)	✓	✓	✓	✓	
4.28 Reaktionsverhinderung	✓				
4.29 Selbstbeobachtung	✓	✓	✓	✓	
4.30 Selbsteinbringung	✓	✓	✓	✓	✓
4.31 Selbstverbalisation und Selbstinstruktion	✓	✓	✓	✓	
4.32 Selbstverstärkung	✓	✓	✓	✓	✓
4.33 Sokratische Gesprächsführung	✓	✓	✓	✓	
4.34 Symptomverschreibung (Paradoxe Intervention)	✓	✓	✓	✓	✓
4.35 Tages- und Wochenprotokolle	✓	✓	✓	✓	✓
4.36 Unkonditionales Akzeptieren	✓	✓	✓	✓	✓
4.37 Verhaltensanalyse	✓	✓	✓	✓	

Kapitel/Intervention	PT	C	RT	HR	HT
4.38 Verhaltensbeobachtung	✓	✓	✓	✓	✓
4.39 Verhaltensübungen – Rollenspiele	✓	✓	✓	✓	✓
4.40 Verhaltensverträge	✓	✓	✓	✓	✓
4.41 Verstärkung	✓	✓	✓	✓	✓
4.42 Zeitprojektion	✓	✓	✓	✓	✓

PT = Psychotherapie, C = Coaching, RT = Reittherapie, HR = heilpädagogisches Reiten, HT = Hippotherapie

Tab. 1-1: Interventionen und geeignete Therapiemethoden

Danksagung

Ich danke Familie Thuir, auf deren Hof ich diese wunderbare Arbeit mit den Pferden durchführen durfte. Sie stellten mir auch ein weiteres Pferd für die therapeutische Arbeit zur Verfügung, ebenso wie Frau Anne Esser, Frau Sabine Riefisch und Familie Breuer. Bei all diesen Menschen möchte ich mich herzlich dafür bedanken!

Ebenso danke ich den Mitarbeiterinnen des Klett-Cotta-Verlages für ihre professionelle und freundliche Begleitung meines Projektes, insbesondere Frau Dr. Nadja Urbani (Projektmanagement), Frau Marion Drachsel (Lektorat) sowie Frau Alexandra Winges (Marketing und Presse). Und ich danke meinem Mann, ohne dessen Unterstützung ich dieses Buch nicht hätte schreiben können.

Ich möchte mich vor allem auch bei meinen und all den wunderbaren Pferden, mit denen ich bisher arbeiten durfte, Baukje, Laika, Micky, Jack, Offi und Pumba, für ihre wundervolle Art und Weise von ganzem Herzen bedanken, uns mit Sanftmut, aber unverrückbarer Konsequenz, den Spiegel unserer Seele zu zeigen und uns zum Umlernen und zur Weiterentwicklung anzuregen! Ohne diese Zauberwesen wäre diese Arbeit nicht möglich gewesen und wäre auch dieses Buch nicht entstanden.

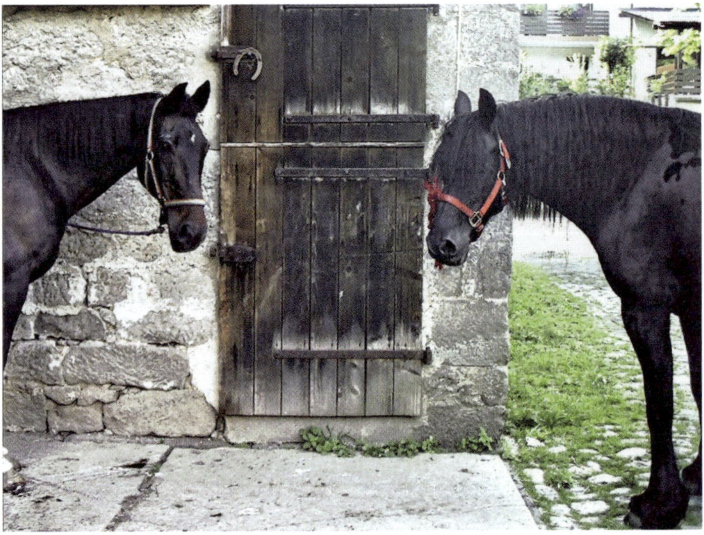

Bereit? Dann kann's jetzt losgehen. Viel Freude beim Lesen und Erforschen der Möglichkeiten!

Inhalt

1 Was ist Pferdegestützte Therapie?

Pferdegestützte Therapie ist die therapeutische und psychotherapeutische Arbeit mit dem Pferd als Cotherapeuten und Medium.

Unter den Oberbegriff des therapeutischen Reitens fallen ursprünglich laut Definition des Deutschen Kuratoriums für Therapeutisches Reiten e. V. (www.dkthr.de) die Hippotherapie, das heilpädagogische Reiten und Voltigieren sowie das Reiten und Fahren als Reitsport für Behinderte.

In der Hippotherapie erfolgt eine ärztlich verordnete, physiotherapeutische Behandlung neurologischer und sensorischer Störungen. Beim heilpädagogischen Reiten und Voltigieren werden pädagogische und psychotherapeutische Methoden zur Behandlung von verhaltensauffälligen, lernbehinderten und auch geistig und körperlich behinderten Kindern, Jugendlichen und Erwachsenen angewandt. Im Reitsport für Behinderte (vorrangig körperbehinderte Menschen) steht Reiten als Sport im Vordergrund, weniger ein therapeutischer Ansatz. In jüngerer Zeit wird des Weiteren im heilpädagogischen Reiten und Voltigieren zwischen Pferdegestützter Heilpädagogik, Pferdegestützter Traumapädagogik und Pferdegestützter Pädagogik unterschieden.

Neu hinzugekommen sind die ausdrückliche Erwähnung der Pferdegestützten Psychotherapie und der Pferdegestützten Ergotherapie.

Die einzelnen Ansätze können sich durchaus im therapeutischen Alltag überlappen und/oder ergänzen.

Die Einbindung der Pferde und die Nutzung ihrer besonderen Eigenschaften und Fähigkeiten (→Kap. 3) in die psychotherapeutische oder auch psychiatrische Arbeit ist eine eher jüngere Entwicklung. Im Zuge dessen gründete sich 2001 eine eigenständige Arbeitsgruppe, die »Fachgruppe Arbeit mit dem Pferd in der Psychotherapie« (FAPP; 2005).

Der Einsatz einer pferdegestützten Arbeit kann in allen Phasen einer Psychotherapie sinnvoll genutzt werden, in der Diagnostik, der stützenden und stabilisierenden Arbeit sowie in der aufdeckenden und verändernden Arbeit. Dabei erweist sich das Pferd als sehr hilfreicher und oft durch nichts zu ersetzender Cotherapeut.

Des Weiteren werden Pferde zunehmend auch im Coachingbereich und in Seminaren zur Persönlichkeitsentwicklung eingesetzt.

Reittherapie, eine eigenständige Ausbildung, subsumiert die Elemente des heilpädagogischen Reitens und Voltigierens, Teile der Hippotherapie sowie Ansätze der Pferdegestützten Psychotherapie.

2 Wirkweisen der Verhaltenstherapie mit dem Pferd

Die Wirkweise der Verhaltenstherapie als psychotherapeutische Methode ist wissenschaftlich fundiert nachgewiesen. Verhaltenstherapie ist als weltweit anerkanntes Therapieverfahren, bei allen Störungsbildern, erfolgreich im Einsatz.

So kann man festhalten, dass es für verhaltenstherapeutische Interventionsmethoden wissenschaftlich nachgewiesene Wirkfaktoren gibt. Die Schlussfolgerung, dass diese Interventionsmethoden auch in Verbindung mit dem Pferd wirksam werden, ist daher naheliegend; dass das Pferd diese Wirkung noch verstärkt oder den Zugang dazu erleichtert, beruht jedoch bisher mehrheitlich auf Erfahrungswerten.

Verhaltenstherapie konzentriert sich auf die Veränderung der die Störung aufrechterhaltenden Bedingungen auf allen Ebenen des Verhaltens, des Denkens, Fühlens und Handelns. Das heißt: Verändere ich die Bedingungen, unter denen Verhalten stattfindet, verändere ich automatisch auch dessen Ergebnis. Zentral ist dabei die Klärung der kurz- und langfristigen Konsequenzen des Verhaltens, die das problematische Verhalten – durch positive und/oder negative Verstärkung – aufrechterhalten (negative Verstärkung bedeutet dabei das Wegfallen einer negativen Konsequenz). In der Verhaltenstherapie ist die Erkenntnis über diese aktuelle, funktionelle Krankheitsdynamik ausschlaggebend. Dabei spielt zusätzlich die lebensgeschichtliche Lern- und Entwicklungsgeschichte eine wichtige Rolle, d.h. die Rolle des »inneren Kindes« im Verhaltensgeschehen.

Im Kontakt mit dem Pferd kann diese funktionale Bedingungsanalyse auf allen Ebenen des Verhaltens nachvollziehbar und vor allem erlebbar gemacht werden, ebenso wie die konkrete Wirkweise veränderten Verhaltens. Dieses Erleben beschleunigt den Umlernprozess, das emotionale Überschreiben destruktiver Emotionen und das Neubenennen von problematischen kognitiven Mustern.

BEISPIEL

Pferde sind Herdentiere und leben in einer klaren sozialen Rangordnung. Sie kommunizieren über Körpersprache und senden dabei stets eindeutige Signale an ihr Gegenüber. Das Pferd sucht immer nach seinem Platz in der Rangordnung innerhalb der Herde und verhält sich entsprechend. Zeigt eine Patientin/Klientin ein erlerntes Verhaltensmuster, z. B. »Ich muss immer nett sein, mich angepasst verhalten und selbst zurücknehmen, dann mag man mich« (= erwartete positive Konsequenz), zieht dies im gezeigten Verhalten zwangsläufig einen Mangel an inneren und äußeren Grenzen sowie eine ausgeprägte Konfliktvermeidung nach sich. Das Pferd wird auf die unklaren Signale und Botschaften im letztendlich selbstunsicheren Verhalten der Patientin/Klientin mit Ignoranz, Ungehorsam oder gar Respektlosigkeit reagieren. Bei neu erlerntem verändertem Verhalten, mit klaren Signalen, klaren inneren und äußeren Grenzen, also selbstsicherem Verhalten, wird das Pferd mit Respekt, Gehorsam, Zuwendung und freundlicher Aufmerksamkeit reagieren und das neue Verhaltensmuster somit direkt positiv verstärken.

Insgesamt ist festzuhalten, dass das in der therapeutischen Arbeit mit dem Pferd erlernte alternative und die Gesundung fördernde Verhalten auf allen Ebenen später gut in den Alltag und auf andere Beziehungen übertragen werden kann. Dabei ist im Falle von krankheitswertigen Störungsbildern selbstverständlich eine entsprechende therapeutische Begleitung notwendig. Im Setting eines Coachings oder einer reittherapeutischen Intervention kann die Patientin/Klientin das Erlernte ggf. eigenverantwortlich in den Alltag übertragen. Die Übertragbarkeit in den Alltag wird an dieser Stelle wieder aus Erfahrungswerten postuliert und ist bisher noch nicht durch entsprechende wissenschaftliche Studien belegt.

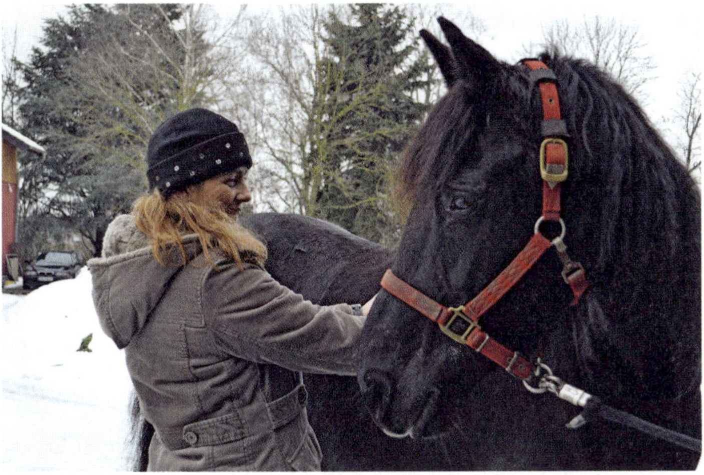

Pferd und Mensch in engem Kontakt und mit positiver emotionaler Schwingung, die das Pferd dem Menschen eindeutig spiegelt.

3 Therapierelevante Eigenschaften des Pferdes

Zunächst sei die beeindruckende *physische Erscheinung* des Pferdes genannt, die es den Patientinnen/Klientinnen ermöglicht, besonders schnelle und nachhaltige Erfolgserlebnisse wie auch ein positives Erleben von eigenen Bewältigungsmöglichkeiten und Selbstwirksamkeit unmittelbar zu erfahren. Dies kann unterstützend bei der Überwindung von Ängsten und der Festigung aller Aspekte der Selbstsicherheit sein, nicht zuletzt durch die Identifikation mit der Stärke des Pferdes, die Kraft, Freiheit und Schönheit symbolisiert. Die Größe des Pferdes in Kombination mit dessen Sanftmut vermittelt aber auch häufig Schutz und Geborgenheit und kann mit Mütterlichkeit assoziiert werden. Dies bietet die Möglichkeit, den Zugang zu frühkindlichen Emotionen, Bedürfnissen und Konflikten zu schaffen.

Im therapeutischen Kontext mit dem Pferd ist die analoge, d. h. nonverbale Kommunikation von großer Bedeutung. Sie ist vom Pferd ausgehend gegenüber dem Menschen immer klar und eindeutig. Das Pferd besitzt ein äußerst *sensibles Wahrnehmungssystem* und nimmt den Menschen in seiner Ganzheit, mit all seinen Signalen auf der nonverbalen Ebene, die sich nicht zuletzt auch in seiner Körpersprache spiegeln, wahr. Es reagiert als *Fluchttier* auf subtilste Signale seines Sozialpartners immer direkt und ehrlich. Über die Reaktionen des Pferdes können wir genauso wertvolle diagnostische Hinweise erhalten wie über Veränderungsprozesse und Ressourcen der Patientinnen/ Klientinnen. Die digitale, d.h. verbale Kommunikation zwischen Menschen ist oft unklar, widersprüchlich, zweideutig und krankheitsfördernd. Diese verbale Kommunikation kann in der Arbeit mit dem Pferd durch die nonverbale Kommunikation ersetzt werden, die immer direkt, klar und eindeutig das jeweilige Verhalten spiegelt, ohne zu werten.

BEISPIEL

Eine Patientin/Klientin tritt an das Pferd heran und zeigt ein erlerntes Verhaltensmuster: »Ich muss alles richtig und besonders gut machen, dann habe ich Kontrolle über die Situation, bekomme Anerkennung und habe Erfolg.« Die positive Verstärkung erwartet sie dabei von außen und der damit verbundene Versuch, den Selbstwert zu stabilisieren, wirkt negativ verstärkend. Sie setzt sich sofort unter Druck und ihr Körper ist angespannt. Sie steht nicht im Kontakt mit sich selbst und in der Folge auch nicht im Kontakt mit dem Pferd. Ihre ausgesendeten Signale sind nicht eindeutig. Das Pferd wird wieder mit Ignoranz, Ungehorsam oder gar Respektlosigkeit reagieren und das krankheitsfördernde Verhaltensmuster kann für die Patientin/ Klientin anschaulich aufgedeckt werden. Genauso wird das Pferd bei konstruktiv verändertem Verhalten mit freundlicher Aufmerksamkeit in Kontakt treten und das alternative Verhalten positiv verstärken.

Die Erfahrungen von Selbstwirksamkeit, innerer Stimmigkeit und Selbstwahrnehmung sind zentrale Aspekte in der therapeutischen Arbeit und können auf alltägliche Situationen und Beziehungen übertragen werden. Damit eng verbundene Themen sind Stärkung von Selbstbewusstsein, Selbstvertrauen, Selbstwert und Selbstsicherheit, Angstreduktion, Förderung von Eigen- und Fremdverantwortung sowie das Erkennen von inneren und äußeren Grenzen und der entsprechenden Grenzsetzungen.

Ein weiterer wichtiger Aspekt, den die Arbeit mit dem Pferd erfüllt, ist das *Modelllernen* und hier im Besonderen in Bezug auf das Thema *Angst*. Das Pferd besitzt einen ausgeprägten Fluchtinstinkt. Dies ermöglicht es, Angst als positive Schutzreaktion kennenzulernen und anzunehmen, aber auch im Vertrauen zu sich selbst und zum Sozialpartner Mensch überwinden zu können. Das ist ein wichtiger Aspekt in der therapeutischen Arbeit, wenn es um die Themen Stärkung von Selbstbewusstsein, Selbstwert, Selbstvertrauen, Selbstsicherheit, Selbstwirksamkeit, Eigenverantwortung und Vertrauen in sich selbst und in andere geht.

BEISPIEL

Eine Patientin/Klientin mit *Missbrauchserfahrung* kann in der Arbeit mit dem Pferd auf spielerische Art und Weise ihre inneren Grenzen in der Kontaktaufnahme, besonders in der Aufnahme von Körperkontakt, wie auch ihre Grenzsetzung nach außen erforschen. Sie kann mit diesen Grenzen spielen und sie verändern. Dadurch wird es ihr möglich, unter anderem das Gefühl von Selbstwirksamkeit auf eine nicht bedrohliche Art und Weise zurückzuerlangen.

Das Modelllernen wird in der Triade Therapeutin, Patientin/Klientin, Pferd natürlich auch durch das Verhalten der Therapeutin in besonderem Maße erfüllt. Daher ist die Selbstreflexion des therapeutischen Verhaltens in der Therapie mit dem Pferd noch einmal von ganz besonderer Bedeutung und sollte entsprechende Beachtung finden!

Ein weiterer wichtiger Aspekt bei den spezifischen, therapierelevanten Eigenschaften des Pferdes ist das *passive Bewegtwerden des Körpers beim Reiten*. Das Erleben des »Getragenwerdens« eröffnet die Möglichkeit, Kontrolle und Verantwortung abzugeben, Vertrauen zu üben und »loszulassen«. All dies sind Attribute, die wir uns in der Therapie fast aller Störungsbilder zunutze machen können. Es ist sehr gut möglich, Entspannungsübungen auf dem Pferd durchzuführen. Dafür bieten sich Übungen aus der progressiven Muskelentspannung nach Jacobson ebenso an wie Atemübungen, Achtsamkeitsübungen und Suggestion. Die Reiterin kann durch die Bewegung des Pferdes passiv bewegt werden, was so regulierend auf den Muskeltonus einwirkt. Die Gelenke werden mobilisiert und die Sensomotorik gefördert. So wirkt die Bewegung durch das Pferd automatisch lösend und schmerzlindernd bei chronischen Schmerzen, wie beispielsweise der Fibromyalgie. Auch dies kann ich aus eigener Erfahrung durch die Arbeit mit Schmerzpatientinnen durchweg bestätigen.

Nicht nur durch das Reiten auf dem Pferd, sondern auch durch den Umgang mit dem Pferd vom Boden aus erreichen wir bei der Patientin/Klientin eine Aktivierung auf der Körperebene sowie auf der mentalen Ebene. Die therapeutische Wirksamkeit körperlicher Aktivität bei psychischen Störungen ist mehrfach in Studien nachgewiesen worden (z.B. Margraf und Schneider 1990). Dies gilt im Besonderen für Depressionen und Angststörungen. Auch hier speist sich die Übertragung auf die Arbeit mit dem Pferd leider wieder mehrheitlich aus Erfahrungswerten.

Die *Sinneswahrnehmung* wird in der Arbeit mit dem Pferd auf allen Ebenen *stimuliert und geschult*. Auch bietet das Pferd ein *körperliches Gegenüber*, ohne etwas zu fordern. So können Körperkontakt angstfrei erlebt oder Wärme, Geborgenheit und Entspannung vermittelt werden. Dies ist z.B. ein sehr wertvoller Aspekt in der Arbeit mit Missbrauchs- und Gewaltopfern. Die Annäherung an körperliche Nähe sowie die eigenen Körperempfindungen können langsam herbeigeführt und hergestellt werden. Aversiv besetzte Reize lassen sich so neutralisieren und neu – positiv – besetzen (emotionales Überschreiben). Auch bei vielen anderen Störungsbildern, insbesondere im Zusammenhang mit Körperschemastörungen, können auf diese Weise das Bewusstsein und der Umgang mit dem eigenen Körper geschult und verändert werden.

Das Pferd mit seiner *Sanftmut*, seiner *Größe*, seiner *Kraft* und *Schönheit* bindet die Aufmerksamkeit eines Menschen, der mit ihm in Kontakt tritt, in der Regel innerhalb kürzester Zeit. Viele Patientinnen/Klientinnen berichten nach einer Therapieeinheit mit dem Pferd Erlebnisse wie dieses: »Ich war irgendwie ganz weg, wie in einer anderen Welt! Alle schlechten Gedanken waren weg!« So gelingt es auf einfache Weise, das Wesen der Achtsamkeit zu vermitteln und in der Folge gezielt einzuüben.

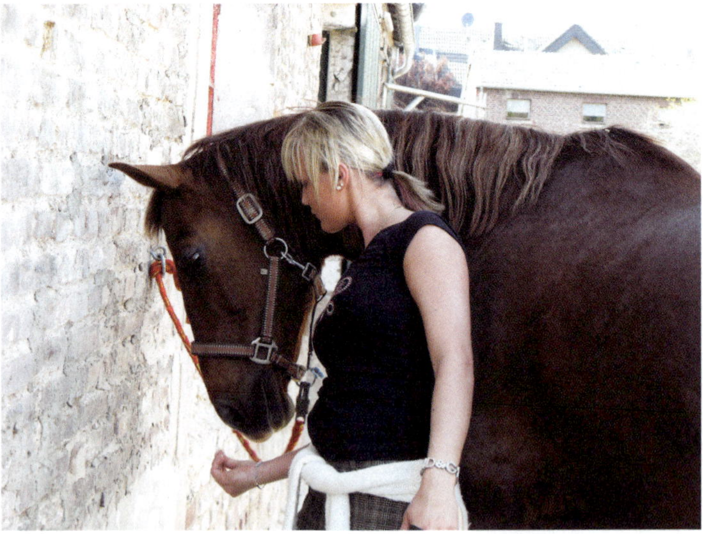

Pferd und Mensch in sehr engem emotionalem Kontakt mit uneingeschränkter gegenseitiger Annahme und Hingabe.

Die therapeutische Arbeit mit dem Pferd hebt sich durch die genannten spezifischen, therapierelevanten Eigenschaften des Pferdes von anderen therapeutischen Settings ab und eröffnet neue, vertiefende und weiterführende Aspekte.

Dabei ist wohl mit die wertvollste Eigenschaft des Pferdes, dass es immer wertfrei, ehrlich, direkt in der Kommunikation, niemals nachtragend und unvoreingenommen dem Menschen gegenübertritt. Es *spiegelt* jede unserer *Verhaltensweisen, auf allen Ebenen des Verhaltens,* in der gerade genannten Art und Weise. Das bietet die einzigartige Möglichkeit, sich selbst in der eigenen Person und Gestalt und in uneingeschränktem Angenommensein des eigenen Selbst zu erfahren.

4 Verhaltenstherapeutische Standardmethoden und deren Einsatz in der Arbeit mit dem Pferd – Praktische Übungen

Das Ziel der Interventionen in einer Verhaltenstherapie sind immer die Veränderungen von Verhalten auf all seinen Ebenen – dem Denken, Fühlen und Handeln – und damit des krankheitsfördernden und aufrechterhaltenden Bedingungsgefüges. Dadurch soll die entsprechende Symptomatik reduziert oder bestenfalls aufgelöst werden. Die wirksamen Bestandteile in der Pferdegestützten Therapie machen dabei Übungen auf allen Ebenen des Verhaltens, das Modelllernen durch das Pferd und die Therapeutin sowie direktes Feedback durch das Pferd und die Therapeutin aus.

Das Erlernte aus den Übungen mit dem Pferd soll auf alltägliche Situationen und Beziehungen übertragen werden und dort ein konstruktives Umlernen ermöglichen. Zusätzlich bietet jede Übung wertvolle diagnostische Hinweise.

Die im Folgenden dargestellten praktischen Übungen sind Anregungen für Interventionen mit dem Pferd. Der Fantasie der geschulten Therapeutin sind bei deren Variation keine Grenzen gesetzt. Oft ergeben sie sich aus der spezifischen Therapiesituation. Viele Übungen können bei unterschiedlichen verhaltenstherapeutischen Standardmethoden eingesetzt werden, es können auch mehrere Methoden in einer Übung gleichzeitig enthalten sein. Die Interventionen greifen im therapeutischen Prozess auch in der Arbeit mit dem Pferd ineinander und ergänzen sich. Dabei ist stets auf die Sicherheit der Patientin/Klientin, des Pferdes und der Therapeutin zu achten. Dazu gehören ein gut ausgebildetes, sicheres Therapiepferd, eine im Umgang mit dem Pferd geschulte und sichere Therapeutin, bei Bedarf eine ebenfalls gut geschulte und sichere Begleitperson sowie eine entsprechende Berufshaftpflicht.

Bei allen vorgestellten Übungen ist darauf zu achten, dass der beabsichtigte Effekt erzielt wird und sich der erwünschte Erfolg einstellt. Je nach Befinden und Konstitution der Patientinnen/Klientinnen müssen die Therapie- und Übungseinheiten flexibel gestaltet sowie an deren Tempo und Fähigkeiten angepasst werden. Das heißt, dass im Zweifelsfall aus einer hier vorgestellten Übung auch zwei oder drei Übungen gemacht werden sollten, damit die jeweilige Therapieeinheit immer mit einem positiven Erleben und einem Erfolg abgeschlossen werden kann. Dies gewährleistet die Aufrechterhaltung der Therapiemotivation seitens der Patientinnen/Klientinnen sowie die Möglichkeit, das neu Erlernte positiv zu verstärken und langfristig etablieren zu können. Bei dieser Art der therapeutischen Arbeit, die ein Lernen und Umlernen in vivo, durch direkte Erfahrung, beinhaltet, muss man als Therapeutin/Coach bereit sein, die Therapieeinheiten kreativ und flexibel zu gestalten und ggf. auch mehr Arbeit in eine längere Zeiteinheit zu investieren, als man eigentlich geplant hatte, um den gewünschten Erfolg herbeiführen zu können.

Des Weiteren wird auf mögliche Kontraindikationen bei krankheitswertigen Störungsbildern hingewiesen; diese können ergänzend in der entsprechenden Fachliteratur nachgelesen werden.

Im Idealfall stehen der Therapeutin mehrere Therapiepferde zur Auswahl. Dabei sind unterschiedliche Pferdepersönlichkeiten mit jeweils individuellem Temperament, körperlichem Erscheinungsbild und Sensibilität wünschenswert, um für jede Patientin/Klientin und jede Therapiesituation das passende Pferd als Cotherapeut auswählen zu können. Diese idealen Bedingungen hat man natürlich selten, aber auch nur ein oder zwei gut ausgebildete Therapiepferde vermögen kleine und große Wunder zu bewirken und genügen vollkommen, um effektiv und nachhaltig arbeiten zu können.

Die verhaltenstherapeutischen Standardmethoden und die abgeleiteten praktischen Übungen mit dem Pferd werden, in Anlehnung an das Verhaltenstherapiemanual von Michael Linden und Martin Hautzinger (2015), in alphabetischer Reihenfolge dargestellt. Nicht alle Methoden eignen sich zur Ausführung mit dem Pferd, daher sind auch nicht alle Methoden, die in der Literatur beschrieben werden, hier wiederzufinden.

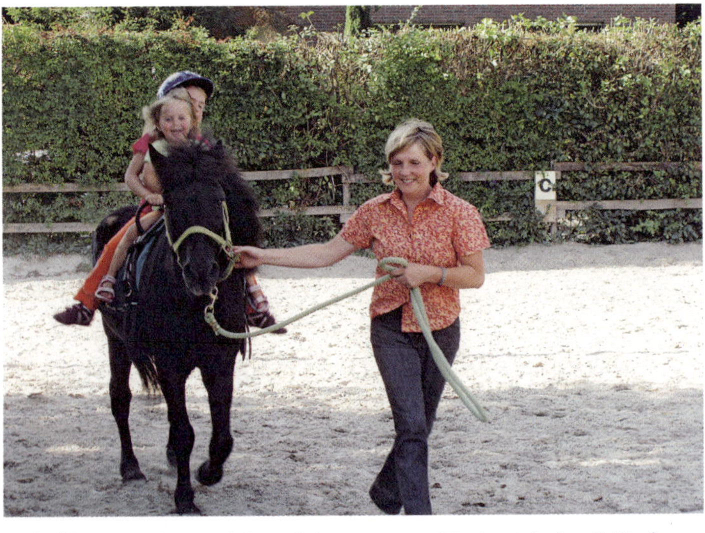

Viele Übungen eignen sich auch hervorragend in der Arbeit mit Kindern.

Die Übungen werden entweder vom Boden ausgeführt oder wenn die Patientin/Klientin auf dem Rücken des Pferdes sitzt. Zum Reiten auf dem Pferd bietet sich ein Voltigiergurt mit dem entsprechenden Pad an. Es kann aber auch sinnvoll sein, die Patientin/Klientin auf dem »nackten« Pferderücken sitzen oder liegen zu lassen, wenn der Rücken des Pferdes stabil genug und es dem Pferd nicht unangenehm ist.

Am Beginn einer Übung steht immer die Instruktion, bei welcher der Patientin/Klientin das Vorgehen, der theoretische Hintergrund der Übung, die Einordnung in das therapeutische Konzept und ihre Aufgabe während der Übung genau erklärt werden. Anschließend werden mögliche Fragen seitens der Patientin/Klientin erörtert. Sodann kann man mit der entsprechenden Übung beginnen.

Die theoretischen Abhandlungen sind in den allgemeinen Beschreibungen so knapp wie möglich gehalten, wie auch schon in den einleitenden Kapiteln. Die verhaltenstherapeutischen Standardmethoden werden kurz erläutert, um dann den Einsatz in der Arbeit mit dem Pferd und in entsprechenden praktischen Übungen zu schildern. Für Nichtverhaltenstherapeutinnen wird zum vertiefenden Verständnis deshalb ausdrücklich auf die Literatur zu diesen Methoden verwiesen (z.B. Linden und Hautzinger 2015; → auch Kap. 8), wo die angeführten verhaltenstherapeutischen Methoden ausführlich, verständlich und gut nachvollziehbar dargestellt werden.

MERKE

Jede Therapeutin sollte sich intensiv mit den jeweiligen Methoden auseinandersetzen, bevor sie Elemente davon in der Therapie oder im Coaching mit dem Pferd einsetzt. Im Idealfall hat sie eine entsprechende Weiterbildung absolviert, um ein gutes Gelingen gewährleisten zu können.

4.1 Achtsamkeit

4.1.1 Allgemeine Beschreibung

Das Ziel der Achtsamkeitsübungen ist es, ohne Wertung im »Hier und Jetzt« zu verweilen und die Rolle eines Beobachters einzunehmen. Die Patientin/Klientin soll sich selbst auf allen Ebenen sowie die direkte Umwelt bewusst wahr- und annehmen, ohne sich dabei von Gedanken, Emotionen und im Besonderen von Bewertungen ablenken zu lassen. Dadurch sollen eine wertfreie Wahrnehmung des Selbst im jeweiligen Moment, ein damit einhergehendes tiefes Loslassen und eine entsprechende Entspannung erreicht werden.

Übungen zur Achtsamkeit sind am Pferd sehr gut durchzuführen, so kann für die Patientinnen/Klientinnen das Wesen der Achtsamkeit gut erlebbar gemacht werden.

Sie eignen sich neben dem Einsatz in der Psychotherapie gut im Setting eines Coachings, einer Reittherapie, des heilpädagogischen Reitens oder der Hippotherapie.

CAVE Kontraindikationen

- ggf. bei Traumatisierungen
- bei akuten Psychosen
- bei akuter Suizidalität
- bei akutem Substanzmissbrauch

(nach Heidenreich und Michalak 2015)

4.1.2 Übungen mit dem Pferd

Achtsamkeitsübungen kann man vom Boden aus durchführen, aber am besten, wenn die Patientin/Klientin vom Pferd getragen wird, da sie sich dann besser auf sich selbst, die Umgebung und die inneren Prozesse konzentrieren kann.

Möchte man der Patientin/Klientin näher bringen, was Achtsamkeit überhaupt bedeutet, kann man zunächst die Fähigkeit des Pferdes nutzen, die Aufmerksamkeit der Patientin/Klientin zu binden (→Kap. 3). Man führt die Patientin/Klientin ein paar Runden auf dem Pferd sitzend und erfragt anschließend, was sie erlebt hat. In vielen Fällen wird sie antworten, dass sie sehr mit dem Pferd und seinem Verhalten und/oder mit der Bewegung beschäftigt war. In einigen Fällen können natürlich auch die eigenen Gefühle und Gedanken im Vordergrund stehen.

Da die Patientin/Klientin die Instruktion bekommt, dabei völlig passiv auf dem Pferd zu sitzen, erlebt sie sich bestenfalls bereits als Beobachterin der Situation und wertet in den meisten Fällen wenig oder gar nicht. Daraus kann man den Sinn und das Wesen von Achtsamkeit anschaulich ableiten und die weiteren gezielten Übungen erklären.

Eine mögliche Übung zur Achtsamkeit kann dann wie folgt aussehen:

ÜBUNGEN

Die Patientin/Klientin sitzt passiv auf dem Pferd und erhält als erste Instruktion, bei den nun folgenden drei Runden, die sie auf dem Pferd sitzend in der Bahn im Kreis geführt wird, ausschließlich ihre Umgebung wahrzunehmen, nach Möglichkeit ohne zu werten. Um eine möglichst wertfreie Wahrnehmung zu fördern bzw. zu ermöglichen, kann die Instruktion gegeben werden, die Dinge, welche sie in ihrer Umgebung wahrnimmt, innerlich aufzuzählen. Damit konzentriert sich die Patientin/Klientin auf die

Wahrnehmung sowie das Aufzählen und wird von einer möglichen Bewertung der Situation abgelenkt.

Es bietet sich an, die Aufmerksamkeit zunächst auf maximal drei Sinnesqualitäten zu beschränken: Sehen, Hören und Riechen. Einige Patientinnen/Klientinnen sind auch damit schon überfordert, hier sollte man die Instruktion entsprechend reduziert anpassen und sich erst einmal nur auf eine Sinnesqualität beschränken. Wichtig ist eine klare und eindeutige Instruktion!

Wenn keine Reitbahn zur Verfügung steht, kann man die Übung selbstverständlich auch im freien Gelände mit einer entsprechenden zeitlichen Begrenzung durchführen.

Am Ende der drei Runden oder der Zeiteinheit sollte die Patientin/Klientin berichten, was sie wahrgenommen hat. Ist es ihr nicht gelungen, der Instruktion zu folgen, versucht man die Ursachen zu ergründen, mögliche Lösungen zu finden und wiederholt die Übung, bis sich der gewünschte Effekt und Erfolg einstellen und die Patientin/Klientin ihre Umgebung, möglichst wertfrei, mit ein bis drei Sinnesqualitäten wahrzunehmen vermag. Sollte dies die ganze Therapieeinheit beanspruchen, schließt man die Übung hier ab und fährt in der darauffolgenden Therapieeinheit damit fort.

Man geht erst zum nächsten Schritt über, wenn es der Patientin/Klientin ohne Mühe gelingt, mit allen drei Sinnesqualitäten gleichzeitig diese Achtsamkeitsübung zu absolvieren.

Als nächsten Schritt bekommt die Patientin/Klientin die Instruktion, während der folgenden drei Runden ihre Aufmerksamkeit ausschließlich und möglichst nicht wertend auf das Pferd, d. h. ein Gegenüber, zu lenken: Was macht es, was mag es denken, was mag es fühlen?

Im Anschluss wird das Erlebte wieder besprochen und ggf. wiederholt, bis die Übung gelingt.

Als letzten Schritt wird die Patientin/Klientin instruiert, ausschließlich auf sich selbst zu achten, ebenfalls wieder möglichst ohne zu werten, indem sie sich fragt: Was denke ich, was fühle ich, was tue ich?

Diese Übung ist oft die schwierigste und sollte, je nach Störungsbild, intensiv begleitet und aufgearbeitet werden. Die Erfahrung zeigt jedoch, dass selbst Patientinnen/Klientinnen mit schweren Störungsbildern im Kontakt mit dem Pferd oft automatisch eine positive Grundhaltung einnehmen sowie negative Gedanken und Gefühle, die das Gelingen einer wertfreien Achtsamkeit behindern könnten, unberücksichtigt bleiben.

In einigen Fällen ist es empfehlenswert, die einzelnen Qualitäten der Wahrnehmung – was denke ich, was fühle ich, was tue ich – in drei aufeinanderfolgende Übungen aufzuteilen und nacheinander einzuüben, bis die Patientinnen/Klientinnen in der Lage sind, sich selbst auf allen drei Ebenen gleichzeitig wertfrei wahrzunehmen.

Gelingt eine wertfreie Achtsamkeitsübung auf dem Pferd, kann als Hausaufgabe (→Kap. 4.14) aufgegeben werden, dies in einer eng umschriebenen Alltagssituation auszuprobieren und einzuüben, z. B. bei einem Spaziergang im Wald. Dabei ist selbstverständlich das Störungsbild zu berücksichtigen.

MERKE

In einigen Fällen kann es destruktiv und kontraindiziert sein, die Aufmerksamkeit außerhalb des therapeutischen Settings zu sehr nach innen zu lenken. Daher sollte die Hausaufgabe immer wohlbedacht, eng umschrieben und an das Störungsbild angepasst sein.

4.2 Aktivitätsaufbau

4.2.1 Allgemeine Beschreibung

Mit dem Aktivitätsaufbau sollen eine aktivere innere Haltung, körperliche Aktivität, eine Steigerung des subjektiven Energiegefühls und der Selbstwirksamkeit, eine prospektive Orientierung sowie positive Verstärker und damit ein Verstärkeraufbau gefördert werden.

Der Aktivitätsaufbau will eine allgemeine Aktivierung der Patientin/Klientin erreichen. Besonders bei depressiven Störungsbildern sind die Patientinnen/Klientinnen eher passiv und antriebslos.

Die Übungen zum Aktivitätsaufbau eignen sich neben dem Einsatz in der Psychotherapie gut im Setting eines Coachings, einer Reittherapie, einer Hippotherapie und im heilpädagogischen Reiten.

Es sind keine direkten Kontraindikationen bekannt.

4.2.2 Übungen mit dem Pferd

Jede Therapieeinheit mit dem Pferd fördert automatisch den Aktivitätsaufbau. Die Patientinnen/Klientinnen sind an der frischen Luft und haben körperliche Bewegung. Sie treten in Kontakt mit der Therapeutin und dem Pferd und lösen aktiv Aufgaben. Dies wird aus eigener Erfahrung von den Patientinnen/Klientinnen durchweg positiv wahrgenommen. Nach einer Therapieeinheit mit dem Pferd fühlen sie sich aktiver, fröhlicher, optimistischer und zufriedener. Somit tragen alle der hier genannten Übungen mit dem Pferd zum Aktivitätsaufbau bei. Aus der positiven Erfahrung mit dem Pferd können Anregun-

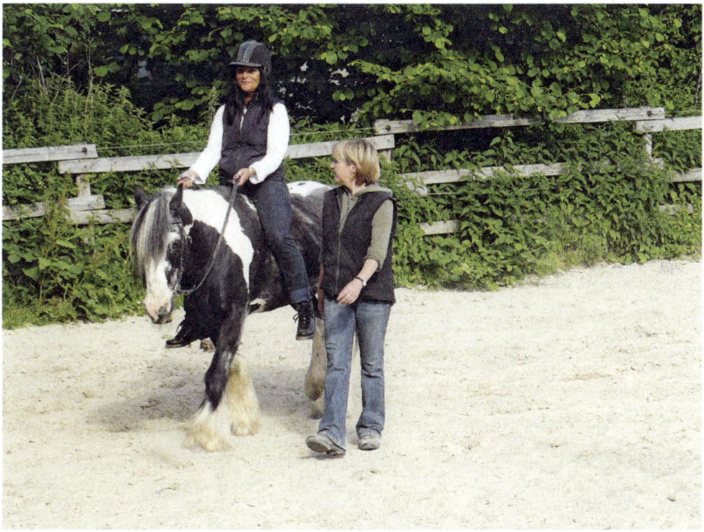

Das Reiten auf einem Pferd erfordert Aktivität auf allen Ebenen des Verhaltens und wird hier mit sichtbarer Freude und Enthusiasmus ausgeführt.

gen für den Alltag der Patientin/Klientin abgeleitet werden, die sie dann auch häufig motivierter umsetzen kann. So können beispielsweise Spaziergänge in der Natur, Sport oder die Wiederaufnahme eines Hobbys eine wohltuende Wirkung im Aktivitätsaufbau zeigen. Manche Patientinnen/Klientinnen kommen sogar auf die Idee, sich ein Haustier anzuschaffen oder mit dem Reiten anzufangen.

4.3 Aufbau sozialer Kompetenz

4.3.1 Allgemeine Beschreibung

Der Aufbau sozialer Kompetenzen ist ein multimodaler Therapieansatz, der unterschiedliche Interventionen beinhaltet und kombiniert. Soziale Kompetenz umfasst Selbstbewusstsein, Selbstvertrauen, Selbstwert, Selbstfürsorge, Selbstwirksamkeit und somit Selbstsicherheit. Zugehörige Fähigkeiten sind das adäquate Setzen von Grenzen nach innen und nach außen, eine klare, direkte und ehrliche Kommunikation, die Fähigkeit zur konstruktiven Selbst- und Fremdkritik, die entsprechende Übernahme von Eigen- und Fremdverantwortung, eine differenzierte Selbst- und Fremdwahrnehmung, Konfliktfähigkeit sowie Empathie.

Alle diese Qualitäten lassen sich ideal und spielerisch im Umgang mit dem Pferd erleben und erlernen.

Ein Mangel an sozialer Kompetenz findet sich in sehr vielen Störungsbildern.

Das Pferd bietet ein ehrliches, nicht wertendes, aber klar das Verhalten des Menschen spiegelndes Gegenüber, sodass der Kontakt mit dem Pferd angstfrei erlebt und eigene Schwächen angenommen werden können. Alternatives Verhalten kann spielerisch ausprobiert werden und wird durch das Pferd positiv verstärkt, was ein Umlernen, emotionales und kognitives Neubewerten und Neubenennen sowie grundlegende Neuerfahrungen ohne negative Konsequenzen ermöglicht.

Wer einmal miterlebt hat, wie eine Patientin/Klientin *einen halben Meter größer* wird, wenn ihr das Pferd ohne Strick und Halfter willig folgt, wird diese Freude und dieses wunderbare Geschenk nie wieder vergessen!

Die Übungen zum Aufbau sozialer Kompetenz eignen sich neben dem Einsatz in der Psychotherapie gut im Setting eines

Coachings, einer Reittherapie oder auch im heilpädagogischen Reiten.

CAVE Kontraindikationen

Wie bei fast allen Interventionsmethoden ist von der Therapeutin immer abzuwägen, ob eine Patientin/Klientin physisch, psychisch und intellektuell in der Lage ist, der Intervention zu folgen und von ihr zu profitieren. Bei der Schulung der sozialen Kompetenz liegen keine mir bekannten, direkten Kontraindikationen vor, dennoch können die Interventionen z. B. bei Patientinnen/Klientinnen mit den folgenden Störungsbildern kontraproduktiv wirken:

- bei psychotischen oder schizophrenen Störungsbildern
- bei Persönlichkeitsstörungen
- bei schweren Depressionen
- bei Wahrnehmungs- oder Denkstörungen
- bei hirnorganischen Schäden

Hier ist im Einzelfall immer sorgfältig abzuwägen, ob eine Intervention sinnvoll ist und, wenn ja, in welchem Umfang.

4.3.2 Übungen mit dem Pferd

Wer sich mit Pferden beschäftigt, weiß, dass der Umgang mit dem Pferd, egal, ob vom Boden oder vom Sattel aus, eine ständige Herausforderung an unsere Selbstsicherheit darstellt. Das Pferd lebt als Herdentier in einer Hierarchie und fragt auch uns Menschen ständig nach unseren Führungsqualitäten und unserer sozialen Kompetenz in Bezug auf alle dazugehörigen Qualitäten. Insofern ist die Quelle möglicher Übungen zum Aufbau sozialer Kompetenz fast unerschöpflich und beginnt mit dem ersten Kontakt, den eine Patientin/Klientin zu einem Pferd aufnimmt.

Viele Patientinnen/Klientinnen begegnen in der Therapie das erste Mal einem Pferd aus der Nähe, sodass der Kontakt zu diesem beeindruckenden Tier oft schon an sich eine große Herausforderung ist und die Bewältigung der gestellten Aufgaben per se einen enormen positiven Einfluss auf den Selbstwert, die Selbstwirksamkeit und die Selbstsicherheit hat. Das bedeutet, die therapeutische Arbeit mit dem Pferd beinhaltet automatisch einen Aufbau sozialer Kompetenzen.

Im Folgenden sollen exemplarisch zwei gezielte Übungen zum Aufbau sozialer Kompetenz vorgestellt werden. Am besten eignen sich Übungen, die vom Boden aus gemacht werden und mit dem Führen des Pferdes zusammenhängen. Voraussetzung ist, wie bei allen Übungen, ein gut geschultes Therapiepferd, um die erwünschten positiven Konsequenzen zu erreichen.

ÜBUNGEN

Übung 1: Das Pferd führen

Das Pferd trägt ein Knotenhalfter mit einem langen Strick oder auch ein normales Halfter mit einem langem Strick. Die Patientin/Klientin steht neben dem Pferd, auf Höhe des Kopfes, und hält den Strick locker durchhängend in den Händen.

Sie bekommt nun zunächst die Instruktion, das Pferd irgendwie in Bewegung zu setzen und eine Runde zu führen.

Es wird sich bei sozial inkompetenten Patientinnen/Klientinnen zeigen, dass diese mit einer unsicheren, eher gebeugten Körperhaltung versuchen werden, das Pferd, bittend oder zaghaft ansprechend, in Bewegung zu setzen. Scheitern diese Bemühungen, versuchen viele durch Ziehen am Strick das Pferd vorwärts zu bewegen. Das Pferd wird mit Ignoranz reagieren, stehen bleiben, nach kurzer Zeit in eine andere Richtung gehen und selbst die Führung übernehmen oder zur Bezugsperson, der Therapeutin, laufen. Wenn Gras in der Nähe sein sollte, was man als erschwerende Übung auch gezielt einsetzen kann, ist klar, wo das Pferd mit der Patientin/Klientin nach kurzer Zeit hinlaufen wird.

Es bietet sich an, die einzelnen Übungssequenzen zu filmen (dafür reicht ein einfaches Handy) und sie den Patientinnen/Klientinnen hinterher zu zeigen, um unsicheres Verhalten und unsichere, nicht eindeutige Körpersprache, aber vor allem ihren Erfolg bei verändertem Verhalten spiegeln und zusätzlich verdeutlichen zu können. Nach diesem ersten, bewusst herbeigeführten »Misserfolg« meldet man der Patientin/Klientin die Fehler in ihrem unsicheren und unklaren Verhalten zurück (zeigt es ihr anhand der Videoaufnahmen). Zusätzlich können zugrunde liegende kognitive Muster, im Besonderen automatische Gedanken, herausgearbeitet und bearbeitet werden (darauf soll in den Kapiteln Kognitionsevozierung [→Kap. 4.20] sowie Kognitives Neubenennen und Umstrukturieren [→Kap. 4.21] näher eingegangen werden).

Als nächster Schritt werden der Patientin/Klientin Tools an die Hand gegeben, mit denen sie ihr Verhalten auf allen Ebenen, Denken, Fühlen und Handeln, verändern kann, um ein anderes Ergebnis zu erzielen. Sie wird instruiert, sich innerlich wie äußerlich aufzurichten, sich *groß* zu machen, den Blick in die Ferne und in die Bewegungsrichtung auszurichten und vor dem Losgehen eine klare, innere Absicht zu formulieren, (z. B. »Ich bin groß und stark! Ich werde das Pferd jetzt anführen und zum Punkt X bringen! Das Pferd wird mir folgen! Ich kann das!«).

Sodann wird sie instruiert, beim *»groß werden«* tief einzuatmen und dann mit akzentuierten Schritten voranzuschreiten, ohne sich nach dem Pferd umzuschauen. Mit einem gut geschulten und nicht allzu schwierigen Pferd sollte das Antreten daraufhin bereits deutlich gezielter und besser gelingen. Das Pferd verstärkt das veränderte Verhalten durch seine spontane, erwünschte Reaktion positiv und die Patientin/Klientin hat ein direktes Erfolgserlebnis durch alternatives, selbstsicheres Verhalten. Dieses wird dann wiederum, untermauert durch die Videoaufnahmen, rückgemeldet und verdeutlicht.

Diese Übung wiederholt man, bis das Pferd der Patientin/Klientin willig in jede Richtung folgt. Durch die Wiederholung prägt sich das veränderte Verhalten auf der Körperebene, aber auch auf der kognitiven und der emotionalen Ebene ein, verfestigt sich und kann mit der Zeit immer mehr etabliert und auf andere Situationen und Übungen übertragen werden.

Die Schwierigkeitsgrade lassen sich beliebig steigern, indem man z. B. die Führübung in der Nähe von verlockendem Gras macht oder die Instruktion gibt, das Pferd allein durch Körpersprache und innere Überzeugung anzutraben (natürlich ohne am Strick zu ziehen!). Schließlich kann man die Patientin/Klientin instruieren, das Pferd ohne Strick und Halfter in verschiedenen Gangarten zu führen.

Gelingt die Übung im erwünschten, selbstsicheren Sinne, können wieder Hausaufgaben (→Kap. 4.14) gegeben werden, in denen die Patientin/Klientin das neu erlernte Verhalten in zunächst klar definierten Alltagssituationen anwenden soll. Kommt eine Patientin/Klientin in die nächste Therapieeinheit und sagt, sie habe sich die Situation mit dem Pferd immer wieder vorgestellt, sich dann groß und stark gefühlt und sich so Einiges getraut, das sie sich vorher nie getraut hätte, ist man auf einem guten Weg.

Übung 2: Rückwärtsrichten des Pferdes

Eine weitere gute Übung ist das Rückwärtsrichten des Pferdes vom Boden aus, ebenfalls ohne die Hinzunahme von Hilfsmitteln, d. h. ausschließlich durch die eigene Körpersprache und mentale Überzeugung. Das Pferd trägt wieder ein Knotenhalfter oder ein einfaches Halfter mit einem langen Strick.

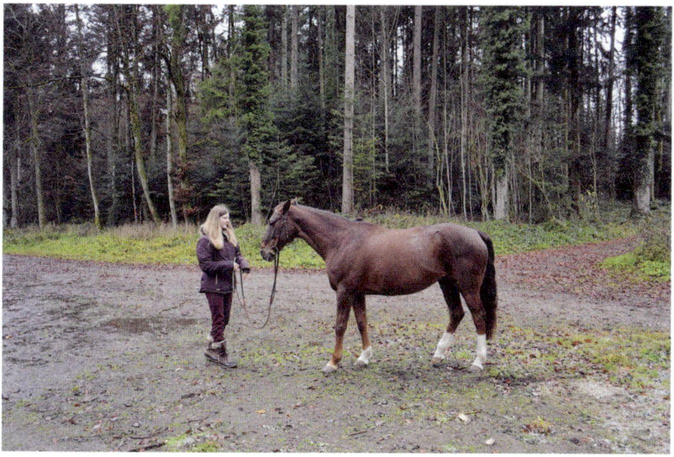

Die junge Frau geht entschlossen auf das Pferd zu und dieses beginnt gehorsam zurückzuweichen.

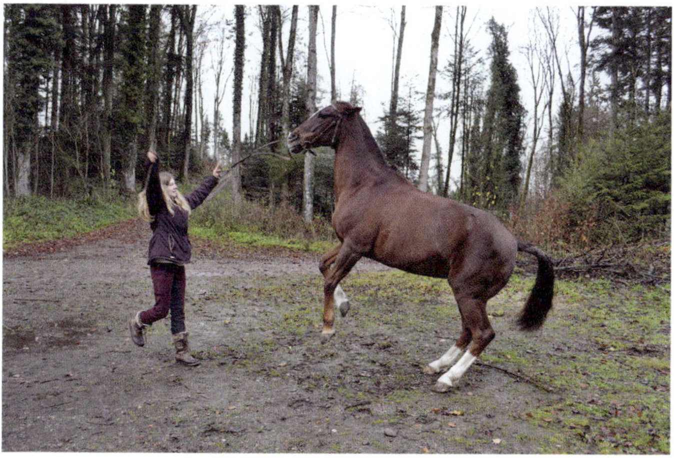

Mit der entsprechenden Körpersprache und Entschlossenheit kann das Pferd sogar zum Steigen animiert werden. (Dies ist allerdings keine Therapiesituation und aus Sicherheitsgründen eher nicht als Übung in einer Therapie zu empfehlen.)

Die Patientin/Klientin steht vor dem Pferd und schaut es an. Sie bildet mit dem langen Strick quer vor sich zunächst eine Barriere zwischen sich und dem Pferd. Als fortgeschrittene Übung kann die Barriere dann weggelassen werden. Die Patientin/Klientin wird vor Beginn des Rückwärtsrichtens wieder instruiert, tief einzuatmen, eine klare innere Absicht zu formulieren und groß zu werden. Sie soll das Pferd dann direkt anschauen und versuchen, es dazu zu bringen, rückwärts zu gehen, indem sie sich entschlossen auf das Pferd zubewegt (das Pferd soll vor der Patientin/Klientin zurückweichen). Dies wird nur gelingen, wenn die Körpersprache eindeutig, klar und selbstsicher ist, ebenso wie die innere mentale Überzeugung.

Gelingt das Rückwärtsrichten des Pferdes, ist dies für die Patientinnen/Klientinnen meist ein beeindruckendes Erfolgserlebnis, wenn ein solch großes, mächtiges und stolzes Tier vor ihnen gehorsam zurückweicht. Somit wird das selbstsichere Verhalten durch das Pferd wieder direkt positiv verstärkt und ein Umlernen und Neubenennen kann auf spielerische Art und Weise erfolgen.

Auch diese Übung kann man wiederum ohne Strick und Halfter ausführen lassen und dadurch das Erfolgserlebnis und die positive Verstärkung noch vertiefen.

Abschließend eine kleine Anekdote: Eine Patientin kam nach mehreren Therapieeinheiten zum Aufbau sozialer Kompetenz in die Folgestunde und sagte sichtlich zufrieden und grinsend: »Ich habe das mal bei meinem Mann ausprobiert. Es funktioniert!«

4.4 Aufmerksamkeitstraining

4.4.1 Allgemeine Beschreibung

Beim Aufmerksamkeitstraining soll die Patientin/Klientin lernen, ihre Aufmerksamkeit bewusst zu lenken, und zwar zunächst von einem Geräusch zu einem (oder besser zwei) anderen. Dadurch vollzieht sie den Fokus von sich aufdrängenden Gedanken und Gefühlen hin zu den vorher definierten Geräuschen im Außen. Die intrusiven Gedanken und Gefühle werden nicht unterdrückt, sondern lediglich wie störende Geräusche behandelt, von denen die Aufmerksamkeit hin zu anderen Geräuschen gelenkt werden soll. Das bedeutet, der Aufmerksamkeitsfokus soll lediglich korrigiert werden, um die Fixierung auf die intrusiven Gedanken und Gefühle und damit das Selbst zu durchbrechen und zu lockern. Ziel ist es, das übertriebene Nach-innen-Richten der Aufmerksamkeit zu durchbrechen und nach außen zu richten.

Diese Intervention bietet sich bei allen Patientinnen/Klientinnen an, die innerhalb ihres Störungsbildes dazu neigen, sich ständig Sorgen zu machen, zu grübeln, ihren Körper zu beobachten und häufiges Vermeidungsverhalten zeigen (vordergründig bei depressiven und Angstpatientinnen, aber natürlich auch bei vielen anderen Störungsbildern oder bei entsprechenden Klientinnen im Coaching-Prozess). Das Aufmerksamkeitstraining ist eine eng umrissene Intervention, die jedoch als einzelner Baustein in einem multimodalen Therapiekonzept sehr effektiv sein kann.

Das Pferd eignet sich in diesem Zusammenhang eher als angenehmes Mittel zum Zweck denn als tatsächlicher Cotherapeut für die Patientin/Klientin. Das Setting mit dem Pferd kann bei solch einer Intervention motivierend und damit unterstützend wirken.

Das Aufmerksamkeitstraining eignet sich neben dem Einsatz in der Psychotherapie gut im Setting eines Coachings, in der Reittherapie, im heilpädagogischen Reiten und ggf. auch in der Hippotherapie.

Es sind keine Kontraindikationen bekannt.

4.4.2 Übungen mit dem Pferd

ÜBUNGEN

Um diese Intervention durchzuführen, sollte die Patientin/Klientin am besten auf dem Pferderücken sitzend getragen und geführt werden, um sich auf die gestellte Aufgabe gut konzentrieren zu können.

Es werden mindestens drei, besser fünf eindeutige Geräusche festgelegt, je nach Umgebung, z. B. das Klappern der Hufe auf dem Asphalt, Traktorengeräusche, das Schnauben des Pferdes, Vogelgezwitscher, Wind in den Bäumen oder das Lärmen spielender Kinder. Sodann soll die Patientin/Klientin den Blick in die Ferne richten und sich nacheinander, für einen vorher festgelegten Zeitraum, auf die einzelnen Geräusche fokussieren. Drängen sich intrusive Gedanken und Gefühle auf, sollen diese erst wahrgenommen und dann die Aufmerksamkeit bewusst davon weggelenkt und wieder auf das entsprechende Geräusch gelenkt werden.

Um den gewünschten Effekt zu erzielen, nämlich die Selbstaufmerksamkeit zu reduzieren und die Aufmerksamkeit nach außen zu wenden, muss diese Übung über einen längeren Zeitraum täglich wenigstens zweimal wiederholt werden.

Das heißt, diese Intervention kann nur mit und auf dem Pferd eingeführt werden und muss dann als Hausaufgabe

(→Kap. 4.14) mit Geräuschen in der gewohnten Umgebung der Patientin/Klientin fortgeführt werden.

Eigentlich ist diese Übung keine ausdrückliche Intervention, die sich für die Arbeit mit dem Pferd im Besonderen eignet, da sie auch in allen anderen Settings durchgeführt werden kann. Auf und mit dem Pferd macht sie jedoch mehr Freude, sodass die Motivation seitens der Patientinnen/Klientinnen für diese etwas trockene Übung gut und einfach hergestellt werden kann. Die Erfahrung lehrt auch, dass sich Erlerntes aus den Übungen mit den Pferden schneller, besser und nachhaltiger einprägt als in anderen Settings und danach auch leichter auf Hausaufgaben und alltägliche Situationen übertragen werden kann.

4.5 Beruhigende Versicherungen

Beruhigende Versicherungen sind sachlich und fachlich fundierte Äußerungen der Therapeutinnen, die den Patientinnen/Klientinnen ihre Erkrankung/Probleme verständlich erklären, sie beruhigen und damit Unsicherheit reduzieren sowie neue, hoffnungsvolle Perspektiven eröffnen sollen.

Beruhigende Versicherungen sind ein unverzichtbarer Teil jeder psychotherapeutischen Arbeit und sollten somit auch in der Arbeit mit dem Pferd einfließen.

Erklärungen sollten sich stets auf den jeweiligen Kontext beziehen, also auch auf den der Interventionen mit dem Pferd, und immer wieder in die therapeutische Arbeit einfließen, besonders in den Anfängen einer Therapie. Darüber kann Vertrauen in die therapeutische Arbeit aufgebaut und die therapeutische Beziehung gestärkt werden.

Da beruhigende Versicherungen ein organischer Bestandteil eines jeden therapeutischen Prozesses sind, können und sollen sie in alle möglichen Interventionen einfließen, sodass an dieser Stelle keine explizite Übung mit dem Pferd herausgegriffen werden soll, sondern nur einige beruhigende Versicherungen exemplarisch genannt werden (in Anlehnung an Hoffmann und Hofmann 2015):

- Die Patientin/Klientin ist kein Einzelfall.
- Die Genese der Störung bzw. der Probleme ist bekannt.
- Die Störung bzw. die Probleme sind unangenehm, aber nicht gefährlich.
- Eine Depression ist kein Beweis für Untüchtigkeit, Faulheit oder Versagen, sondern eine Krankheit wie jede andere auch.

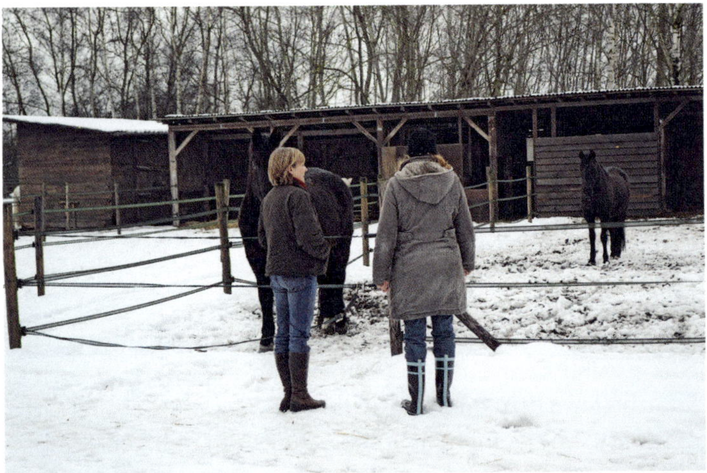

In diesem Fall könnte eine mögliche beruhigende Versicherung sein: »Es ist ganz normal, dass Sie erst einmal Angst oder besser gesagt Respekt vor den Pferden haben. Es sind ja schließlich auch sehr große und starke Tiere. Da ist ein gesunder Respekt sogar durchaus gut und wichtig.«

- Die Störung bzw. die Probleme sind behandelbar/veränderbar.
- Es ist gut und wichtig, sich auf den Weg gemacht zu haben, die Probleme zu lösen.
- Die Fortschritte zeigen sich in Wellen, d. h. Rückschläge sind normal.
- Individuelle Fortschritte und Perspektiven werden aufgezeigt.

Diese und andere beruhigende Versicherungen sollen dabei in den Kontext der therapeutischen Arbeit gesetzt und individuell für die Patientin/Klientin ausformuliert werden.

Beruhigende Versicherungen können in allen therapeutischen Settings und auch im Coaching Anwendung finden.

MERKE

Es sollte bedacht werden, dass unverhältnismäßig oder unangemessen geäußerte beruhigende Versicherungen dazu führen können, dass sich die Patientin/Klientin unverstanden und/oder nicht ernst genommen fühlt. Auch hier ist wieder das Fingerspitzengefühl der Therapeutinnen gefragt, um die therapeutische Beziehung nicht zu gefährden.

4.6 Bestrafung

Keine Sorge! Auch wenn die Bestrafung nach wie vor als Interventionsmethode in der Literatur der Verhaltenstherapie zu finden ist, wird sie hier nicht als wünschenswerte Intervention postuliert. Bestrafung findet im hiesigen Kontext indirekte Anwendung, denn das Pferd spiegelt problematisches Verhalten direkt, klar und unmissverständlich wider, was im Moment des Erlebens durchaus von Patientinnen/Klientinnen als aversiv empfunden werden kann.

Die Bestrafung zur Löschung unerwünschten Verhaltens spielt als verhaltenstherapeutisches Verfahren inzwischen eine eher historische Rolle. Die Wirkung aversiver Reize verdeutlicht jedoch die Zusammenhänge menschlichen Verhaltens und sollte deshalb in der Betrachtung nicht vernachlässigt werden. Die Rolle aversiver Reize bei der Entstehung von Krankheitsbildern, bezogen auf die klassische Konditionierung, ist zentral. Diese klassische Konditionierung, im Sinne des *Abgewöhnens* eines problematischen Verhaltens, ist als Interventionsmethode ethisch aber sehr fraglich.

Man denke nur an das Übungsbeispiel mit dem Pferd aus dem Kapitel Aufbau sozialer Kompetenz (→Kap. 4.3). Der zunächst bewusst in Kauf genommene *Misserfolg* der Patientin/Klientin beim Führen des Pferdes kann fraglos als Bestrafung bzw. als aversiv empfundener Reiz verstanden werden. Da das Pferd jedoch seine Rückmeldung an sein soziales Gegenüber immer wertneutral, ohne Vorwurf oder nachtragend zu sein, weitergibt, hat es sogar den Lerneffekt, mit einem solchen Misserfolg oder aversiven Reiz konstruktiv umgehen zu können und ihn durch alternatives Verhalten nicht nur zu vermeiden, sondern in konstruktives, also positiv erlebtes Verhalten umzuwandeln.

Dies verdeutlicht die wichtige Rolle der kurz- und langfristigen Konsequenzen im Verhaltensgeschehen. Auf einen aversiven Reiz hin wird versucht, das Verhalten, welches zu diesem aversiven Reiz in der Konsequenz geführt hat, zu vermeiden. Der gezielte Aufbau von alternativem Verhalten, welches zu einer positiven Konsequenz führt, ist das Ziel einer jeden Intervention.

Zu diesem Thema gibt es keine Übung mit dem Pferd. Es sei

jedoch darauf hingewiesen, dass die Therapeutinnen in Bezug auf von den Patientinnen/Klientinnen als aversiv empfundene Reize in der Therapie mit dem Pferd sehr achtsam sein sollten (z.B. Ängste im Umgang mit dem Pferd für ungeübte Patientinnen/Klientinnen oder eben Misserfolgserlebnisse bei den Übungen), da diese den therapeutischen Prozess ungewollt negativ beeinflussen können, wenn sie übersehen werden.

MERKE
Die Therapeutinnen müssen sorgfältig abwägen, was sie in welcher Ausprägung welchen Patientinnen/Klientinnen zumuten können und wollen, zielt Bestrafung doch immer darauf ab, unerwünschtes Verhalten zu löschen. Das Ziel und der Wunsch therapeutischer Arbeit sollte jedoch der Aufbau erwünschten Verhaltens durch positive Verstärkung, also Belohnung, sein.

4.7 Biofeedback

4.7.1 Allgemeine Beschreibung

Beim Biofeedback werden der Patientin/Klientin mittels technischer Apparaturen physiologische Prozesse kontinuierlich rückgemeldet, um bestimmte physiologische Prozesse, die zu negativen Konsequenzen, beispielsweise Schmerzen, führen, der willentlichen Kontrolle wieder besser zugänglich zu machen und damit zum Positiven zu verändern.

Natürlich haben wir mit und auf dem Pferd keine technischen Apparaturen im Einsatz, die dieses Ziel verfolgen könnten. Jedoch kann das Pferd durchaus feine Rückmeldungen über physiologische Prozesse des Menschen, der mit ihm umgeht, geben, z.B. über den Muskeltonus, die Herzfrequenz oder die Atmung. Dies ist zwar kein Biofeedback im eigentlichen Sinne, jedoch ist eine sinngemäße Arbeit mit dem Pferd möglich, die dasselbe Ziel verfolgt.

Eine Möglichkeit des Biofeedbacks ist es, wenn die Patientin/Klientin ohne Sattel und am besten auch ohne Pad, also auf dem nackten Pferderücken sitzt und sich selbst sowie die Bewegungen des Pferdes deutlich nachempfinden kann. Auch das Pferd spürt so seine Reiterin sehr genau und wird entsprechend auf Veränderungen reagieren. Wünschenswert ist hierfür ein sensibel ausgebildetes und trotzdem sicheres Pferd.

Zum einen ist es möglich, durch das passive Bewegtwerden auf dem Pferd sehr viele Muskeln bewusst wahrnehmen zu lassen, zum anderen erhält die Patientin/Klientin durch gezielte und bewusste Veränderungen in der Spannung bzw. Entspannung der Muskulatur sowie durch die veränderte Reaktion des Pferdes eine direkte Rückmeldung über ihre Muskelspannung.

Das Pferd wird auf Entspannung, d.h. eine gezielte, bewusste Verlangsamung des Herzschlags sowie eine ruhige Atmung, in seinen Bewegungen und seinem Verhalten reagieren. Bei An- und Verspannung wird ein sensibles Pferd gleichfalls mit Anspannung reagieren. Es wird sich steif machen und schneller gehen, um dem unangenehmen Gefühl im Rücken zu *entkommen*. Gleiches gilt für einen erhöhten Herzschlag und eine schnelle Atmung, die in der Regel auch wieder mit einem erhöhten Muskeltonus einhergehen. Beides signalisiert dem Pferd eine drohende Gefahr und wird seinen Fluchtinstinkt aktivieren, sodass es sich in einer ersten Reaktion ebenfalls anspannen und sich schneller bewegen wird.

Natürlich sind die Möglichkeiten des Biofeedbacks in der Arbeit mit dem Pferd nicht so genau und auch nicht auf alle möglichen Bereiche anwendbar, jedoch in der Therapie mit Schmerz-, Angst- und depressiven Patienten sehr ergiebig. Letztere haben oft, neben Verspannungen, zusätzlich das Problem einer zu geringen Körperspannung. Auch diese kann durch das Pferd bewusst gemacht werden. Es lassen sich Alternativen erarbeiten, die der Patientin/Klientin eine direkte Rückmeldung über ihre eigenen physiologischen Prozesse sowie ihre Körperspannung ermöglichen.

Diese Übungen müssen sehr genau und aufmerksam begleitet werden, um das gewünschte Ergebnis zu erreichen. Hier gilt, lieber etwas weniger als mehr, besser nur einen Muskel beobachten und einen Effekt erzielen als viele Muskeln und kein Effekt. Das bedeutet auch, dass die Instruktionen zu den einzelnen Übungssequenzen eindeutig und sehr genau sein sollten.

Das Biofeedback mit dem Pferd eignet sich neben dem Einsatz in der Psychotherapie sehr gut im Setting der Hippotherapie, aber auch in der Reittherapie, dem heilpädagogischen Reiten oder in einem Coaching.

Bei jeder Intervention, die an das Biofeedback angelehnt ist, muss darauf geachtet werden, ob die Patientinnen/Klientinnen in der Lage sind, von der Intervention zu profitieren oder ob diese das Problem eventuell sogar verstärken könnte. Das könnte z.B. bei Patientinnen/Klientinnen der Fall sein, die aufgrund ihrer Störung sehr auf körperinterne Vorgänge fokussiert sind, oder bei schizophrenen oder paranoiden Patienten (nach Waschulewski-Floruß et al. 2015).

MERKE

Jede Intervention bedarf der intensiven Prüfung im Zusammenhang mit der jeweiligen Störung der betreffenden Patientinnen/Klientinnen!

4.7.2 Übungen mit dem Pferd

Im Folgenden wird beispielhaft eine Übungssequenz mit einer chronischen Schmerzpatientin vorgestellt.

ÜBUNGEN

Die Patientin wurde bereits in einer Sitzung im Setting der Praxis über die Methode, den Sinn und die Möglichkeiten des Biofeedbacks in der Arbeit mit dem Pferd aufgeklärt und ihre Fragen bezüglich der Intervention wurden beantwortet. Als Endziel wurde die bewusstere Kontrolle von bestimmten Muskeln, die am Schmerzgeschehen beteiligt sind, festgesetzt. Als Stundenziel wurden die Einübung des Verfahrens über die Wahrnehmung einer leicht beobachtbaren Muskelgruppe, nämlich die Bauchmuskeln, und ein erster Versuch, diese Muskelgruppe bewusst zu kontrollieren, festgelegt.

Für die Übung setzt sich die Patientin auf den nackten Pferderücken und legt die Hände zur Sicherheit locker auf die Griffe des Voltigiergurtes (es gibt schmale Pads, die man unter den Gurt legen kann, um den Pferderücken entsprechend zu schonen). Zunächst wird das Pferd eine Runde in der Bahn geführt und die Patientin soll sich, ihre Schmerzen und das Pferd dabei bewusst wahrnehmen und beobachten, ohne irgendeinen Einfluss zu nehmen. Da die Patientin insgesamt sehr angespannt ist, tritt das Pferd munter an und bewegt sich in zügigem Tempo unter der Patientin vorwärts. Nach einer Runde in der Bahn wird das Pferd angehalten und die Patientin gibt Rückmeldung über ihre Wahrnehmung und Beobachtung. Sie beschreibt ihre große *Verspanntheit* und starke Schmerzen im unteren Rücken. Sie konnte beobachten, dass das Pferd sehr munter und schnell vorwärtsging, was ihre Anspannung zunächst noch verstärkte.

Nun wird die Patientin instruiert, sich ausschließlich auf ihre Bauchmuskeln zu konzentrieren und diese zu beobachten. Die

Bauchmuskeln bieten sich als Einstieg an, weil ein Entspannungseffekt mit der Entspannung der Bauchmuskeln besonders gut nachzuempfinden ist (oft entspannen sich gleichzeitig der untere Rücken, das Becken sowie die Schultern und die Atmung wird tiefer, was man bei fortschreitenden Übungen bewusst einbeziehen kann).

Während das Pferd ruhig steht, soll die Patientin zunächst einüben, den Bauch bewusst loszulassen, die Bauchmuskeln bewusst locker werden zu lassen und zu entspannen. Dies kann man unterstützen, indem man die Bauchmuskeln zunächst bewusst anspannen lässt (den Bauch einziehen lassen und etwa zehn Sekunden die Spannung halten), um den Bauch anschließend mit dem Ausatmen loszulassen und zu entspannen: »Ziehen Sie den Bauch, so fest Sie können, ein und halten Sie die Spannung.« Nach etwa zehn Sekunden gibt man die Instruktion: »Und nun lassen Sie den Bauch los. Lassen Sie ihn ganz rund und dick werden. Die Bauchmuskeln entspannen sich und Sie können das wohlige Gefühl wahrnehmen, das mit der Entspannung des Bauches einhergeht.« Dies ist das Prinzip der Progressiven Muskelrelaxation (PMR) nach Jacobson (→Kap. 4.10). Sodann soll die Patientin in der folgenden Runde, bei der sie auf dem Pferd geführt wird, den Bauch so locker wie möglich lassen und wiederum beobachten, was passiert. Das Pferd tritt sofort deutlich lockerer, entspannter und langsamer an als in der ersten Runde, sodass die Patientin lernen kann, welches Verhalten des Pferdes ihre Entspannung rückmeldet.

Nun folgen zwei bis drei weitere Runden, in denen die Patientin mit der An- und Entspannung der Bauchmuskeln experimentieren kann (eine halbe Runde Anspannung, eine halbe Runde Entspannung) und die sich verändernde Reaktion des Pferdes beobachten soll. Darüber lernt sie spielerisch, ihre Bauchmuskeln bewusst wahrzunehmen und ihren An- bzw. Entspannungszustand zu beeinflussen und zu kontrollieren.

Diese Übung kann man mit allen Muskeln im Einzelnen und einer gezielt bewussten Atmung in mehreren aufeinanderfolgenden Therapieeinheiten wiederholen, sodass die Patientin über die Rückmeldung durch das Pferd mit der Zeit deutlich zu unterscheiden lernt, welche Muskeln sie wann an- oder verspannt und welche sie entspannt. Das heißt, die einzelnen Muskeln und die Atmung werden der bewussten, willentlichen Kontrolle zugeführt.

Zugute kommt zusätzlich, dass das passive Bewegtwerden auf dem Pferd die Muskeln per se entspannt (was auch aus der Hippotherapie mit spastisch Gelähmten bekannt ist) und längerfristig zu einer deutlichen Schmerzreduktion führt. Dies kann aus der eigenen Arbeit mit Fibromyalgie-Patienten durchweg bestätigt werden.

Bei dieser Arbeit ist es von Vorteil, wenn sich die Therapeutin mit der Progressiven Muskelentspannung nach Jacobson auskennt, da sie darüber An- und Entspannung einzelner Muskelpartien sehr gut bewusst machen und einüben kann.

4.8 Empathie

4.8.1 Allgemeine Beschreibung

Empathie beschreibt die Fähigkeit, das Denken, Fühlen und Handeln eines Gegenübers nachzuvollziehen, und zwar auf allen drei Ebenen sowie aus der Perspektive des Gegenübers. Das heißt vereinfacht ausgedrückt: Empathie bedeutet die Fähigkeit, mich in mein Gegenüber wertfrei hineinzuversetzen.

In der Psychotherapie wird die Empathie normalerweise auf das Verstehen der Patientinnen/Klientinnen vonseiten der Therapeutinnen bezogen. Im Zusammenhang mit der hier vorgestellten Arbeit mit dem Pferd soll jedoch die häufig defizitäre Empathiefähigkeit der jeweiligen Patientinnen/Klientinnen geschult werden.

Man kann bei vielen Störungsbildern einen Mangel an Empathiefähigkeit beobachten. Oder die Patientinnen/Klientinnen besitzen diese Fähigkeit zwar, kreisen aber im Denken, Fühlen und Handeln so um die eigene Person, dass sie diese Fähigkeit zunehmend außer Acht lassen.

Wollen wir diese Fähigkeit ins Bewusstsein zurückholen oder schulen, so ist die Arbeit mit dem Pferd als Gegenüber ideal. Das Pferd bindet automatisch die Aufmerksamkeit der Patientinnen/Klientinnen, selbst wenn sie mehr bei sich sind als beim Pferd. Die Bereitschaft, sich auf das Pferd empathisch einzulassen, ist oft sehr viel größer als gegenüber einem Menschen. Diese natürliche Bereitwilligkeit, sich gegenüber dem Tier als nicht bedrohlichem Interaktionspartner zu öffnen, können wir in zahlreichen Situationen nutzen und immer wieder in die Arbeit einfließen lassen. Denken wir nur an die Übung aus dem Achtsamkeitstraining (→ Kap. 4.1), wo sich die Patientin/Klientin für eine Sequenz ausschließlich auf das Pferd konzentrieren sollte. Diese Übung kann nur ausgeführt werden, wenn ein gewisses Maß an Empathie vorhanden ist.

Übungen zu empathischem Verhalten können durch Zwischenfragen immer wieder in alle möglichen Übungen einfließen und so die Patientin/Klientin ganz nebenbei in empathischem Verhalten schulen (»Was denken Sie, wie sich das Pferd jetzt dabei fühlt?«, »Was denken Sie, warum das Pferd dies gerade nicht machen möchte/besonders gerne macht?« usw.) Zusätzlich kann die Therapeutin als Modell empathisches Verhalten vermitteln (→ Kap. 4.24) und dies durch gezielte Intervention weitergeben. Natürlich können wir auch Übungen ausdrücklich als Einheiten zum Erlernen von Empathie deklarieren und mit der entsprechenden erklärenden Einführung und Instruktion durchführen.

Die Übungen zur Empathie eignen sich neben dem Einsatz in der Psychotherapie auch im Setting eines Coachings, der Reittherapie und des heilpädagogischen Reitens.

Es sind keine Kontraindikationen bekannt.

4.8.2 Übungen mit dem Pferd

Eine mögliche Übungssequenz zum Erlernen von empathischem Verhalten kann wie folgt aussehen:

ÜBUNGEN

Die Patientin/Klientin bekommt die Instruktion, an diesem Tag besonders auf das Befinden des Pferdes zu achten, und zwar bereits, wenn sie das Pferd begrüßt und aus der Box, dem Paddock oder von der Weide holt. Nachdem sie das Pferd angebunden hat, soll sie eine erste Rückmeldung darüber geben, was das Pferd wohl denkt, fühlt und welche Reaktionen des Pferdes sich daraus vielleicht ergeben haben.

Wichtig ist, dass es nicht um richtige oder falsche Feststellungen geht, sondern einzig und allein um die individuelle Wahrnehmung der Patientin/Klientin. Hat eine Patientin/Klientin bereits bei diesem Einstieg Probleme, empathisches Verhalten zu zeigen, kann man in die gemeinsame Analyse gehen und sie anschließend durch modellhaftes Verhalten sowie gezielte Fragen und Instruktionen in empathischem Verhalten anleiten (»Was würden Sie denken/fühlen/tun, wenn Sie an der Stelle des Pferdes wären? Glauben Sie, dass das beim Pferd genauso ist oder könnte es auch etwas anderes denken/fühlen/tun und, wenn ja, was und warum? Ich könnte mir vorstellen, dass das Pferd gerade ... denkt/fühlt/machen möchte« usw.) Bei solchen Gesprächen kann den Patientinnen/Klientinnen gleichzeitig ihre Tendenz vermittelt werden, dass sie dazu neigen, eigene Gefühle, Gedanken und Bedürfnisse auf das Gegenüber zu übertragen, falls dieses Verhalten vorhanden sein sollte. So wird zusätzlich ihre Diskriminationsfähigkeit trainiert.

Zeigt die Patientin/Klientin erstes empathisches Verhalten, kann man einen Schritt weiter gehen und ihr die Aufgabe stellen, sich eine Übung auszudenken, die in erster Linie dem Pferd Spaß und Freude bereiten wird. Oft kommt dann die Idee, einen Spaziergang zu machen, manchmal auch das Pferd einfach auf die Weide zu stellen und zu beobachten, wie es sich freut.

Erfolgreiches, wertfreies empathisches Verhalten sollte den Patientinnen/Klientinnen bei allen Übungen positiv rückgemeldet werden, um das erwünschte Erlernen empathischen Verhaltens zu fördern und zu etablieren. Nicht-empathisches Verhalten sollte ebenfalls rückgemeldet und mögliche Alternativen, wie oben beschrieben, sollten erarbeitet werden.

Je nach Situation und Zustand der Patientin/Klientin können passende Hausaufgaben (→Kap. 4.14) gegeben werden, mit denen sie in ihrem Alltag Empathie üben und weiter vertiefen kann.

Da Pferde die Herzen der Menschen in der Regel berühren, vereinfachen sie das Erlernen empathischen Verhaltens ungemein. Erfolge stellen sich durch die Arbeit mit dem Pferd, das das Erlebte direkt spürbar werden lässt, meist sehr viel schneller und nachhaltiger ein als im therapeutischen Setting einer Praxis, wo gerade ein Thema wie Empathie oft eher theoretisch abgehandelt wird.

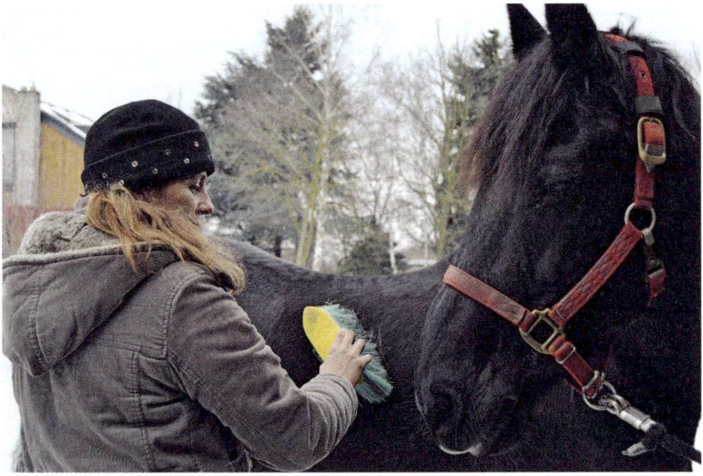

Mit großer Empathie gelingt es der Patientin/Klientin, sich in das Pferd einzufühlen und zu spüren, was ihm in diesem Moment guttut.
Das Pferd spiegelt ihr die gelungene Empathie durch genussvolle und dankbare Zuwendung.

4.9 Einstellungen und Grundüberzeugungen verändern

4.9.1 Allgemeine Beschreibung

Bei der Veränderung von Einstellungen und Grundüberzeugungen handelt es sich um einen multimodalen Therapieansatz, bei dem mehrere Interventionsmethoden zum Einsatz kommen. So können die kognitiven und die konfrontativen Methoden dafür genutzt werden, Einstellungen und Grundüberzeugungen zu verändern und damit Verhalten zu modifizieren. In der Folge verändern sich auch Emotionen und weitere Handlungen. Neben einer kognitiven Neubenennung ergeben sich somit auch das emotionale Überschreiben destruktiver Muster und der Aufbau alternativen konstruktiven Handelns.

Die Veränderung von Einstellungen und Grundüberzeugungen gilt als Grundlage jeder therapeutischen Arbeit, um problematisches Verhalten überhaupt verändern zu können. Bestimmte negative Einstellungen und Grundüberzeugungen sind nämlich für die Entstehung und Aufrechterhaltung problematischen Verhaltens grundlegend verantwortlich.

Bei psychischen Störungen sind negative Einstellungen und Grundüberzeugungen über jeweils lange Zeiträume aktiv, bei Persönlichkeitsstörungen sogar dauerhaft.

Dies zeigt, wie wichtig die Veränderung solch grundlegender Muster für den therapeutischen Prozess und Erfolg ist.

Die Veränderung von Einstellungen und Grundüberzeugungen ist ein essenzieller Bestandteil einer Psychotherapie und sollte auch im Setting eines Coaching nicht fehlen. Es kann ebenfalls nützlich im Setting einer Reittherapie, im heilpädagogischen Reiten und auch in der Hippotherapie sein.

MERKE

Es sind keine empirisch belegten Kontraindikationen bekannt. Bei Psychosen stoßen die Methoden der Einstellungsänderung jedoch an ihre Grenzen. Ebenso, wenn es zwischen Therapeutin und Patientin/Klientin zu strittigen Diskussionen kommen sollte. Dies könnte die Einstellungen und Grundüberzeugungen, die wir eigentlich zum Wohle der Patientinnen/Klientinnen verändern wollen, sogar eher erhärten (nach Hautzinger und Hoffmann 2015).

4.9.2 Arbeit mit dem Pferd

Sowohl die verbalen, kognitiven Interventionen als auch die konfrontativen Methoden können in der Arbeit mit dem Pferd zur Veränderung von Einstellungen und Grundüberzeugungen bestens eingebracht werden. Auf diese Interventionen wird in den entsprechenden Kapiteln ausführlich eingegangen (→Kap. 4.11, 4.12, 4.20, 4.21, 4.24, 4.26–4.29, 4.31–4.33). Wie man die einzelnen Methoden kombiniert, ist abhängig vom Störungsbild, der jeweiligen Situation, dem Stadium des therapeutischen Prozesses, der therapeutischen Beziehung und dem Setting der jeweiligen Therapieeinheit, die man plant und durchführt.

Das Pferd wird sich in jede Intervention zielführend, unterstützend und aufmunternd einbringen und den jeweiligen therapeutischen Prozess aktiv und zeitsparend voranbringen.

4.10 Entspannungsverfahren

4.10.1 Allgemeine Beschreibung

Entspannung wirkt auf den gesamten Körper und die Psyche. Physiologisch findet unter Entspannung ein Wechsel vom aktivierenden Sympathikotonus hin zu einem Parasympathikustonus statt, mit einer Verlangsamung des Herzschlags, einer möglichen und erwünschten Abnahme des Muskeltonus sowie der Atemfrequenz und des arteriellen Blutdrucks. Psychisch bewirkt die Entspannung ein Abwenden von äußeren Reizen, innere Gelassenheit, mehr Achtsamkeit, erhöhte Konzentration, Wohlbefinden und ein differenzierteres Körperempfinden. Zusätzlich wird das Erleben von Selbstwirksamkeit auf allen Ebenen des Verhaltens gefördert (Derra und Linden 2015).

Entspannungsverfahren werden begleitend in allen Therapieformen und bei sehr vielen Störungsbildern eingesetzt.

Als Erstes denkt man an den Einsatz von Entspannungsverfahren zur Stressreduktion, was bei vielen Störungsbildern eine zentrale Rolle spielt. Des Weiteren dienen sie zur Vorbereitung von Achtsamkeitsübungen, imaginativen Übungen, bei vielen Interventionen im Zusammenhang mit Angststörungen sowie als wichtiger Baustein in der Arbeit mit Schmerzpatientinnen.

Die bekanntesten Entspannungsverfahren sind das Autogene Training und die Progressive Muskelrelaxation nach Jacobson.

In der Arbeit mit dem Pferd ist die Progressive Muskelrelaxation das Verfahren der Wahl, da sie auf dem Pferd gut vermittelt und eingesetzt werden kann. Das Pferd unterstützt durch seine Bewegungen den Entspannungsprozess und bindet gleichzeitig die Aufmerksamkeit, sodass sich viele Patientinnen/Klientinnen sehr gut auf die Entspannungsübungen einlassen und sie eindrücklich ausführen können. Das Pferd wirkt auch hier, wie bei vielen anderen Interventionen, motivierend und regt zu nachhaltigem Lernen an. Zusätzlich unterstützt und fördert das passive Bewegtwerden auf dem Pferd den Entspannungsprozess enorm.

Entspannungsverfahren sind Bestandteil einer Psychotherapie, eignen sich aber auch im Setting eines Coaching, der Reittherapie, des heilpädagogischen Reitens und der Hippotherapie.

CAVE Kontraindikationen

Wie bei einigen anderen Interventionen ist ein Entspannungstraining bei psychotischen Patientinnen/Klientinnen kontraindiziert. Generell ist Vorsicht geboten bei allen Patientinnen/

Klientinnen, die Schwierigkeiten im Kontakt mit der Realität haben und/oder zu Dissoziationen neigen.
Ebenfalls besteht eine Kontraindikation für Patientinnen/Klientinnen mit Magengeschwüren, da der Magen parasympathisch innerviert ist und somit durch eine ausgedehnte Entspannung das Problem verstärkt werden kann (eine Entspannung führt zu einem parasympathisch aktivierten Tonus).

MERKE
Man sollte die Intervention der Entspannung wieder sorgfältig auf die jeweiligen Patientinnen/Klientinnen abstimmen und prüfen, ob bzw. wie die Intervention tatsächlich hilfreich ist. Bei Angstpatientinnen kann die Fokussierung auf den Körper beispielsweise die Angst zunächst verstärken. Dies trifft im Besonderen auf Patientinnen/Klientinnen mit körperintern ausgelösten Panikattacken und auf hypochondrische Patientinnen/Klientinnen zu. Eine gründliche Aufklärung über die Vorgänge im Körper, die während einer Entspannung stattfinden, kann dem entgegenwirken. Im Zweifelsfall muss die Übung abgebrochen oder, wenn Patientinnen/Klientinnen bereits entsprechend vorbereitet sind, in eine Konfrontationsübung (→ Kap. 4.11) übergegangen werden.

4.10.2 Übungen mit dem Pferd

In der hier vorgestellten Übung kommt die Methode der Progressiven Muskelentspannung nach Jacobson zum Einsatz. Ist man in einem anderen Entspannungsverfahren geschult, kann auch dieses sicherlich erfolgreich in den Übungen mit dem Pferd eingebracht werden.

In der Progressiven Muskelrelaxation werden die entsprechenden Muskeln zunächst angespannt, die Spannung etwa zehn Sekunden gehalten und dann wieder entspannt. Das Einhalten der zehn Sekunden Spannung ist dabei essenziell für den erwünschten Erfolg. Der Muskel kann sich anschließend nicht anders als entspannen und die Entspannung kann im Gegensatz zur Anspannung sehr gut und bewusst wahrgenommen, erlebt und empfunden werden.

Man beginnt in der Regel mit der Entspannung der Hände und arbeitet sich sodann durch die Muskeln des gesamten Körpers, unter Einbeziehen der Atmung. Die Atmung spielt eine zentrale Rolle im Entspannungsprozess und kann bei geübten Patientinnen/Klientinnen später auch als alleiniges Mittel zur Entspannung, Stressreduktion und Angstreduktion eingesetzt werden. Die genaue Vorgehensweise bei einer Progressiven Muskelrelaxation kann und soll an dieser Stelle nicht dargestellt werden. Dafür wird wieder auf entsprechende Fachliteratur verwiesen, bzw. eine Weiterbildung in Progressiver Muskelrelaxation empfohlen.

Die Progressive Muskelrelaxation kann als selbstständige Intervention auf dem Pferd ausgeführt werden oder einzelne Sequenzen werden als gezielte Ergänzung oder Vorbereitung zu anderen Interventionen ausgeführt.

Zur Durchführung von Entspannungsübungen sollte die Patientin/Klientin immer auf dem Pferd sitzen und zusätzlich unterstützend vom Pferd passiv bewegt werden. Da sich das Pferd mit dem Entspannungsprozess ebenfalls entspannen wird, findet auch hier wieder eine Art Biofeedback statt und die Ruhe des Pferdes wird die Entspannung der Reiterin zusätzlich fördern und vertiefen.

Es sollte ein ruhiges, ausgeglichenes Pferd gewählt werden, das den Entspannungsprozess fördern kann und nicht etwa durch Unruhe oder Anspannung behindert.

Die Patientin/Klientin sitzt auf dem Pferd. Das Pferd trägt

ein Pad und einen Voltigiergurt, an dem sich die Patientin/Klientin jederzeit festhalten kann.

Die Erfahrung zeigt, dass es den Entspannungsprozess positiv unterstützt, wenn die Therapeutin ebenfalls in einen sehr entspannten Zustand übergeht, ohne natürlich die Aufmerksamkeit vom Pferd, welches sie führt, und von der Patientin/Klientin, welche sie begleitet, abzuziehen, um die Sicherheit der Übung gewährleisten zu können.

Exemplarisch wird hier eine Übung vorgestellt, die als Vorbereitung eine kurze Entspannungsübung einbezieht.

ÜBUNGEN

Diese Übung lässt sich sehr gut im freien Gelände durchführen. Die Patientin/Klientin sitzt auf dem mit einem Voltigiergurt ausgerüsteten Pferd und wird geführt. Die Übung eignet sich, wenn eine Patientin/Klientin schon ausreichendes Vertrauen in das Sitzen auf dem Pferd entwickelt hat und erste Erfahrungen in Entspannungsübungen sammeln konnte. Die Instruktion zur Entspannung kann dann wie folgt aussehen und je nach Jahreszeit und Wetter variieren (die Pünktchen bedeuten immer kurze Pausen, um der Patientin/Klientin die Gelegenheit zu geben, der Instruktion auch tatsächlich zu folgen und sie umzusetzen).

»Versuchen Sie so entspannt wie möglich auf dem Pferd zu sitzen … Lassen Sie sich tragen und genießen Sie die sanften, schaukelnden Bewegungen auf dem Pferd … Genießen Sie die Wärme der Sonne … Genießen Sie es, für einen Moment nichts tun zu müssen … Atmen Sie langsam und tief bis in den Bauch hinunter, halten Sie die Luft kurz an … und dann lassen Sie die Luft langsam und wie von selbst wieder ausströmen … Und noch einmal, atmen Sie tief ein, Luft anhalten … und wieder ausatmen … Wiederholen Sie die ruhige Atmung noch ein paar Mal in Ihrem eigenen Rhythmus … Nun ziehen Sie mit dem Einatmen

Ihre Schultern hoch, ganz hoch und halten Sie die Spannung, ruhig weiteratmen ... [nach etwa zehn Sekunden] Lassen Sie die Schultern beim nächsten Ausatmen fallen und ganz tief nach unten sinken ... Und noch einmal, die Schultern hochziehen und die Spannung halten ... [nach zehn Sekunden] Und wieder loslassen ... Lassen Sie die Schultern sinken und spüren Sie die Entspannung ... Gehen Sie nun mit Ihrer Aufmerksamkeit in Ihren Bauch ... Ziehen Sie den Bauch ganz fest ein und halten Sie wieder die Spannung ... [nach zehn Sekunden] Und lassen Sie den Bauch los und entspannen Sie die Bauchmuskulatur. Genießen Sie das angenehmen Gefühl, das mit der Entspannung des Bauches einhergeht ... Und noch einmal, ziehen Sie Ihren Bauch fest ein und halten Sie die Spannung ... [nach zehn Sekunden] Und wieder locker lassen und die Bauchmuskulatur entspannen ... Konzentrieren Sie sich nun auf Ihr Gesäß ... Kneifen Sie die Pobacken ganz fest zusammen und halten Sie wieder die Spannung ... [nach etwa zehn Sekunden] Und lassen Sie die Pobacken wieder locker werden. Spüren Sie, wie das Pferd Ihre Pobacken abwechselnd hebt und senkt ... Lassen Sie Ihre Beine schlapp und schwer am Pferd herunterhängen. Auch hier spüren Sie, wie das Pferd Ihre Beine durch die Bewegung abwechselnd an den Pferdebauch zieht und wieder loslässt ... Wenn Sie mögen, können Sie die Arme einmal locker an den Seiten herunterhängen lassen, ganz locker ... Versuchen Sie, ganz schwer auf dem Pferd zu werden, als wäre das Pferd ein großer Magnet, der Sie anzieht, oder als wären Sie ein großer Mehlsack, den das Pferd trägt ... Dann halten Sie sich wieder fest und schließen Ihre Augen ... Genießen Sie das Getragenwerden, das Schaukeln und werden Sie dabei immer schwerer ... Jetzt sind Sie ganz entspannt ... Genießen Sie einen Moment diese Entspannung ...

Lassen Sie nun alles, was Sie beschäftigt, aus sich herausfließen. Der ganze Mist fließt Ihre Beine hinunter ... und ergießt sich über

Ihre Fußspitzen auf den Boden und versickert in der Erde. Wenn alles raus ist, sagen Sie mir Bescheid …«

Wenn die Patientin/Klientin Bescheid gibt, folgt der nächste Schritt.

»Öffnen Sie jetzt wieder Ihre Augen und nehmen Sie wieder Ihre Umgebung wahr, das Pferd … die wärmende Sonne … die grünen Bäume … die grünen Wiesen … das Gezwitscher der Vögel … Spüren Sie, wie viel Energie die Natur versprüht … Nehmen Sie diese positive Energie in sich auf … Wenn Sie mögen, breiten Sie jetzt Ihre Arme weit aus und lassen Sie die Energie in sich hineinströmen … bis Sie ganz voll mit dieser wundervollen Kraft und Energie der Natur sind …«

Dies ist eine wunderschöne Übungseinheit, welche die Patientinnen/Klientinnen entspannt, ihnen neue, positive Energie gibt und auf weitere Interventionen optimal vorbereitet. Gleichzeitig erreicht man eine Differenzierung in der Eigen- und Fremdwahrnehmung, in der Achtsamkeit und das Erleben von Selbstwirksamkeit. Je nach Störungsbild und Thematik kann all dies auch im therapeutischen Kontext angesprochen, veranschaulicht und erörtert werden.

Erscheint die Progressive Muskelrelaxation als erfolgreiche und zielführende Intervention für eine Patientin/Klientin, ist es sinnvoll, ihr zu raten, zu Hause die Progressive Muskelrelaxation zu vertiefen und weiter einzuüben. Dazu bieten sich CDs an, in denen eine professionelle Anleitung zur Progressiven Muskelrelaxation gegeben wird und mit deren Hilfe das Verfahren nachhaltig eingeübt werden kann.

4.11 Exposition und Konfrontation

4.11.1 Allgemeine Beschreibung

Die Exposition oder Konfrontation will eine Angstreaktion löschen, indem die Patientinnen/Klientinnen der angstauslösenden Situation oder dem angstauslösenden Körpergefühl ausgesetzt werden. Sie lernen, die Angst bis zu ihrem Maximum auszuhalten, und erfahren, dass die Angst nach ihrem Höhepunkt von selbst wieder abfällt und die befürchtete negative Konsequenz nicht eingetreten ist. Es erfolgt eine psychophysiologische, automatisch ablaufende Habituation. Ziel ist, in der Folge das Vermeidungsverhalten der Patientinnen/Klientinnen wieder abzubauen.

Bei der Exposition oder Konfrontation werden die Patientinnen/Klientinnen einem angstauslösenden Reiz ausgesetzt. Nach der klassischen Konditionierung wird ein angstauslösender Reiz mit der Angstreaktion gekoppelt. Die Angstreaktion beinhaltet immer wiederkehrende kognitive Muster und körperliche Reaktionen, die mit dem Gefühl der Angst oder Panik verbunden sind. Der angstauslösende Reiz wird dann zunehmend vermieden. Es etabliert sich ein immer ausgeprägteres Vermeidungsverhalten. Angst und Vermeidungsverhalten generalisieren im schlimmsten Fall auf viele weitere Situationen und/oder Gedanken, die dann ebenfalls zum angstauslösenden Reiz werden.

Erfreulicherweise zeigt die Praxis, dass auch die positive Erfahrung in der Exposition und Konfrontation generalisiert, sodass in der Regel nicht alle Situationen, die für eine Patientin/Klientin schwierig sind, konfrontiert werden müssen.

Die angstauslösenden Reize/Situationen werden vor Beginn der Konfrontation in eine langsam gestufte Hierarchie (→Kap. 4.15) gebracht. In der Konfrontation nähert man sich sodann, von der einfachsten Situation ausgehend, der schwierigsten Situation an. Aufgrund der Generalisierung fällt die Bewältigung der schwierigsten Situationen den Patientinnen/-Klientinnen oft leichter, als diese vorher gedacht haben, und manchmal sogar leichter als die leichteren Situationen zu Beginn der Konfrontationen. Am Anfang findet der größtmögliche Lerneffekt statt und die Generalisierung auf andere Situationen und Auslöser wird gebahnt.

Am wirkungsvollsten ist diese Methode bei Patientinnen/Klientinnen, deren Ängste und Panikzustände durch körperinterne Reize ausgelöst werden, bei Patientinnen/Klientinnen mit klar umrissenen angstauslösenden Situationen (z. B. Klaustrophobie, Agoraphobie oder Höhenangst) und bei Zwangspatientinnen.

Es ist dabei schon ersichtlich, dass sich diese Interventionsmethode nur bedingt in der Arbeit mit dem Pferd und nicht für alle Störungsbilder und Situationen eignet, zumal die Patientinnen/Klientinnen in der Exposition/Konfrontation verharren müssen, bis die Angst von alleine wieder abfällt, und dies kann zwei bis 20 Minuten und maximal eine Stunde dauern. Wichtig ist, darauf zu achten, dass die Patientinnen/Klientinnen neben der Vermeidung auf der Handlungsebene auch eine kognitive Vermeidung der angstauslösenden Reize abbauen und schließlich unterlassen.

MERKE

Eine Exposition oder Konfrontation bedarf einer sehr sorgfältigen Vorbereitung. Die Patientinnen/Klientinnen müssen über das therapeutische Konzept, das Konfrontationsrational, den Ablauf und das von ihnen geforderte Verhalten während der Intervention genau informiert und aufgeklärt werden. Ebenso wichtig sind eine eingehende vorherige Verhaltensanalyse (→ Kap. 4.37), das sorgfältige Erstellen einer Erfolg versprechenden Hierarchie (→ Kap. 4.15) sowie eine ausreichende Motivation seitens der Patientinnen/Klientinnen, denn nur dann ist eine solche Übung erfolgreich.

Wurde eine Exposition/Konfrontation bis zur schwierigsten Situation erfolgreich durchgeführt, können zusätzliche Angstbewältigungsstrategien erarbeitet werden, die dann auch zur Prophylaxe von Rezidiven beitragen. Zu solchen Angstbewältigungsstrategien gehören kognitive Strategien und Entspannungsverfahren. Sie sollten aber erst nach einer Konfrontation/Exposition erarbeitet werden, da sie sonst als Vermeidung wirken können.

In vielen Fällen hat die Angst eine Funktion, nämlich dahinterliegende Störungsmuster zu verdecken. In diesem Fall ist die therapeutische Aufarbeitung der zugrunde liegenden Muster erforderlich, um den Patientinnen/Klientinnen nachhaltig weiterhelfen zu können.

CAVE Kontraindikationen

- akute psychotische Zustände und psychotische Zustände in der Vorgeschichte
- organische Erkrankungen, insbesondere des Herz-Kreislauf-Systems

MERKE

Expositionen und Konfrontationen sollten nur von geübten und entsprechend ausgebildeten Psychotherapeuten oder Ärzten durchgeführt werden, da der Schaden sonst möglicherweise größer als der Nutzen ist.

4.11.2 Übungen mit dem Pferd

Im Umgang mit dem Pferd kann es bei Angstpatientinnen leicht zu unvorhergesehenen Angst- und Panikzuständen kommen. Als geschulte Therapeutin kann man in solchen Fällen das ursprüngliche Konzept einer Therapieeinheit umdeuten und zu einer Konfrontationsübung machen, vorausgesetzt, die Patientin/Klientin ist bereits in diese Art des Angstbewältigungstrainings eingeführt.

In der Arbeit mit Angstpatientinnen empfiehlt sich immer ein sehr ausgeglichenes und ruhiges Therapiepferd, das sich nicht durch die Panik einer Patientin/Klientin irritieren oder gar anstecken lässt. Zusätzlich muss das entsprechende Pferd zur Not in der Lage sein, in der Situation ruhig und gelassen zu verharren, bis die Angst der Patientin/Klientin wieder abgefallen ist. In solchen Übungen ist das Pferd auch wieder eher Motivator denn aktiver Cotherapeut. Die Rolle des Motivators ist jedoch eindeutig, denn das Pferd vermag die Neugierde und den Ehrgeiz vieler Menschen zu wecken und eine Übung, bei allem Übel, als angenehmes Erlebnis zu gestalten. Die Bewältigung von Angst und Panik im Zusammenhang mit einem solch großen und stolzen Tier hinterlässt zudem oft ein besonderes und nachhaltiges Erfolgserlebnis.

Dies zeigt z. B. die Reaktion einer Angstpatientin, die vorher noch nie Kontakt mit Pferden hatte, diese aber als wundervolle und faszinierende Tiere wahrnahm. Nach der erfolgreichen Konfrontation bis zur schwierigsten Situation, der Hierarchie, sagte sie stolz: *»Jetzt, wo ich ohne Angst auf einem Pferd reiten kann, kann mich nichts mehr aus der Ruhe bringen!«*

Möchte man eine Konfrontation mit dem Pferd durchführen, so ist zunächst eine sorgfältige Vorbereitung der Patientin/Klientin notwendig und es muss eine Hierarchie der angstauslösenden Situationen erarbeitet werden. Angenommen, in der

Angsthierarchie stünde als leichteste Aufgabe, in der Nähe des angebundenen Pferdes zu stehen, dann würde die Übung wie folgt aussehen:

ÜBUNGEN

Das Pferd steht angebunden, ruhig und geduldig an seinem Platz. Die Patientin/Klientin wird am vereinbarten Treffpunkt in Empfang genommen und begrüßt. Das Konfrontationsrational und die Instruktionen für die Patientin/Klientin werden noch einmal kurz wiederholt. Die Patientin/Klientin darf kurz berichten, wie es ihr geht. Wenn sie bereit ist, wird sie zum Pferd geführt. Die Therapeutin bleibt im Hintergrund, aber in unmittelbarer Nähe der Patientin/Klientin. Sie achtet darauf, dass die Patientin/Klientin an ihrem vorgegebenen Platz bleibt und nicht ausweicht (Vermeidung!). Es ist gut, wenn vorher ein Zeichen vereinbart wird, an welchem die Therapeutin erkennen kann, dass die Angst bei der Patientin/Klientin ansteigt, da man es den Patientinnen/Klientinnen äußerlich oft nicht ansieht.
Die Therapeutin motiviert die Patientin/Klientin, die Angst kommen zu lassen, ohne sich abzulenken (Vermeidung!), lässt dabei aber der Patientin/Klientin ausreichend Raum und lenkt sie auf keinen Fall durch zu viele Worte von der Angst ab. Wenn die Angst sehr groß wird, kommen oft Äußerungen wie: »Ich halte das nicht aus!« In diesem Fall muss die Therapeutin die Patientin/Klientin nachhaltig und bestimmt anleiten, die Angst weiter auszuhalten, z. B.: »Doch, Sie können! Geben Sie jetzt nicht auf! Sie sind schon so weit gekommen! Halten Sie durch!« Wenn die Angst dann wieder beginnt abzufallen, dauert es ebenfalls eine gewisse Zeit, bis die physiologischen Parameter wieder auf dem normalen Niveau sind.
Nachdem die Parameter wieder auf Normalniveau sind, können die Patientinnen/Klientinnen ihre Freude kaum bremsen. Die Therapeutin lobt sie ausgiebig und lobt dann das Pferd für seine

freundliche Geduld, gerne mit einem Leckerli. Fragt man die Patientinnen/Klientinnen, ob sie dem Pferd auch ein Leckerli als Dankeschön geben wollen, sind die meisten so voller Glückshormone, dass sie dies gerne und vor allem ohne Angst tun, was das Erfolgserlebnis noch vertieft. Damit finden ein erstes emotionales Überschreiben und ein Neubewerten einer zuvor angstbesetzten Situation statt.

Das Pferd wird dann zurück in seinen Stall, aufs Paddock oder auf die Weide gebracht, damit es sich ausruhen und erholen kann. Es bekommt natürlich alle Reaktionen der Patientinnen/Klientinnen mit; somit ist es auch für das Fluchttier Pferd eine anstrengende Arbeit, die es aber gut verkraften kann, wenn die Therapeutin, als Bezugsperson, ruhig und gelassen bleibt und ihm signalisiert, dass alles okay ist. Je nach Pferd kann es ratsam sein, sich in der Nähe des Pferdes zu positionieren, damit es einen guten Anker in der möglicherweise bedrohlich erscheinenden Situation hat und ebenfalls ruhig und gelassen bleiben kann.

Im Anschluss wird eine Nachbesprechung mit der Patientin/Klientin durchgeführt und diese dann bis zum nächsten Mal verabschiedet.

Beim nächsten Mal wird dieselbe Stufe der Hierarchie noch einmal vertiefend wiederholt. Die Habituation erfolgt in der Regel sehr viel schneller oder, im besten Fall, tritt gar keine Angst mehr auf. Erst wenn die Situation der ersten Stufe angstfrei erlebt werden kann, geht man zur nächstschwierigeren Situation über: z. B. die Hände ans Pferd zu legen.

Eine nächste Stufe könnte dann sein, das Pferd überall zu berühren, es zu putzen usw. Als schwierigste Situation kann z. B. festgelegt werden, auf dem Pferd zu sitzen und sich führen zu lassen.

Wenn man drei bis fünf Konfrontationsübungen mit den Patientinnen/Klientinnen gemeinsam durchgeführt hat, ist es sinnvoll und ratsam, auch für alltägliche Situationen gemeinsam eine Angsthierarchie zu erstellen und die Situation im Alltag, mit einer vergleichbaren Schwierigkeit, als selbst zu bewältigende Angstkonfrontation und Hausaufgabe (→Kap. 4.14) zu geben. Diese Hausaufgabe muss selbstverständlich in der darauffolgenden Sitzung gut aufgearbeitet werden, um den gewünschten Effekt zu erzielen. Entsprechend kann als weitere Hausaufgabe aufgegeben werden, das Vermeidungsverhalten stufenweise abzubauen. Diese Arbeit erfolgt am besten im Setting der Praxis.

4.12 Gedankenstopp

4.12.1 Allgemeine Beschreibung

Das Gedankenstopptraining wird vor allem eingesetzt, um unerwünschte Gedanken aufzuhalten. Dies betrifft z. B. immer wiederkehrende Sorgen, die keinen Sinn machen, zwanghafte Gedanken, Grübeln oder auch unnötig Angst erzeugende Gedanken. Ist der unerwünschte, destruktiv wirkende Gedanke gestoppt, wird an dessen Stelle ein alternativer, konstruktiver Gedanke gesetzt und eingeübt.

Zunächst müssen die destruktiven Gedanken den Patientinnen/Klientinnen natürlich bewusst zugänglich sein, d. h. sie müssen die Gedanken bemerken, wenn sie versuchen, sich automatisch einzuschleichen.

Kann der destruktive Gedanke bewusst wahrgenommen werden, so gilt es, ihn zu stoppen. Dafür hat es sich als praktikabel erwiesen, laut *Stopp* zu rufen und sich außerdem einem aversiven Reiz auszusetzen, der den Gedanken zusätzlich unterbricht und die Aufmerksamkeit davon weglenkt. Sehr wirkungsvoll ist ein einfacher Haushaltsgummi, den man sich um das Handgelenk bindet und leicht flitschen lässt, wenn man *Stopp* ruft (es sollte ruhig ein bisschen unangenehm sein, um den gewünschten Effekt der aktiven Unterbrechung nachhaltig zu erzielen). Alsdann gilt es, einen zuvor erarbeiteten alternativen, konstruktiven Gedanken zu denken. Schleicht sich der destruktive Gedanke erneut ein, wiederholt man das Prozedere, bis sich ausschließlich der konstruktive Gedanke durchsetzt.

Das Gedankenstopptraining eignet sich neben dem Einsatz in der Psychotherapie, im Setting eines Coachings, einer Reittherapie und des heilpädagogischen Reitens.

MERKE

Die Patientin/Klientin sollte in der Lage sein, ihre Gedanken bewusst wahrzunehmen und kontrollieren zu können. Eine sorgfältige Problem- und Verhaltensanalyseanalyse (→ Kap. 4.37) ist, wie bei eigentlich allen Interventionsmethoden, auch hier die Voraussetzung für ein gutes Gelingen des Trainings.

4.12.2 Übungen mit dem Pferd

Das Pferd kann uns in diesem Training wieder gut unterstützen, und zwar in der Phase, in der ein alternativer, konstruktiver Gedanke anstelle des destruktiven Gedankens platziert werden soll. Der konstruktive Gedanke wird mit einem angenehmen Reiz kombiniert.

Hier hat sich als sehr wirksam erwiesen, die Patientinnen/Klientinnen am Pferd riechen zu lassen. Der Geruch des Pferdes ist sehr spezifisch und wird von den meisten Patientinnen/Klientinnen als sehr positiv und angenehm wahrgenommen. Es findet eine Konditionierung statt, die den Geruch des Pferdes mit den konstruktiven Gedanken verknüpft.

Einige Patientinnen/Klientinnen haben sich ein Büschel Schweifhaare des Therapiepferdes mitgenommen und immer dann, wenn sie destruktive Gedanken stoppen und konstruktive Gedanken etablieren wollten, daran gerochen. Da man das Schweifhaar sowieso von Zeit zu Zeit kürzt, kann sich die Therapeutin stets einen kleinen Vorrat anlegen.

Diese Methode hat sich auch in der Therapie mit Patientinnen/Klientinnen, die zu Dissoziationen neigen, als sehr hilfreich und praktikabel erwiesen. Hier gilt es nicht, einen destruktiven Gedanken zu stoppen, sondern die Dissoziation an sich, um im Anschluss an einer konstruktiven Lösung der die Dissoziation auslösenden Situation zu arbeiten. Auch hier ist natürlich wieder die Voraussetzung, dass die Patientinnen/Klientinnen rechtzeitig bemerken, wenn sich eine Dissoziation anbahnt.

Eine Patientin trug das Bündel Schweifhaare in einer kleinen Dose immer bei sich und konnte so in jeder Lebenslage auf ihre positive Konditionierung zurückgreifen. Sie brauchte die Dose nur leicht zu öffnen, um ihren heilenden Duft freizugeben.

ÜBUNGEN

Bei der praktischen Durchführung der Übung können die Patientinnen/Klientinnen auf dem Pferd sitzen oder einfach am angebundenen Pferd stehen, je nachdem, wie es am besten in die Therapieplanung der jeweiligen Stunde passt. Den Prozess des Stoppens sollte die Therapeutin zunächst aktiv unterstützen.

Man lässt die Patientin/Klientin einen destruktiven Gedanken, den man vorher gemeinsam isoliert hat, denken und ruft stell-

vertretend für sie laut *Stopp*. Die Aufgabe der Patientin/Klientin ist es dann, den Gummi flitschen zu lassen, den vorher gemeinsam isolierten konstruktiven Gedanken zu denken sowie am Pferd zu riechen.
Im Anschluss bespricht man sehr genau, was in der Patientin/Klientin vorgegangen ist, und korrigiert nötigenfalls, damit sich auch der erwünschte Effekt einstellt.

Nachdem man den Vorgang mehrere Male gemeinsam geübt hat, führen ihn die Patientinnen/Klientinnen alleine durch und bekommen eine entsprechende Hausaufgabe (→Kap. 4.14) zum weiteren Einüben und Etablieren des neu Gelernten.

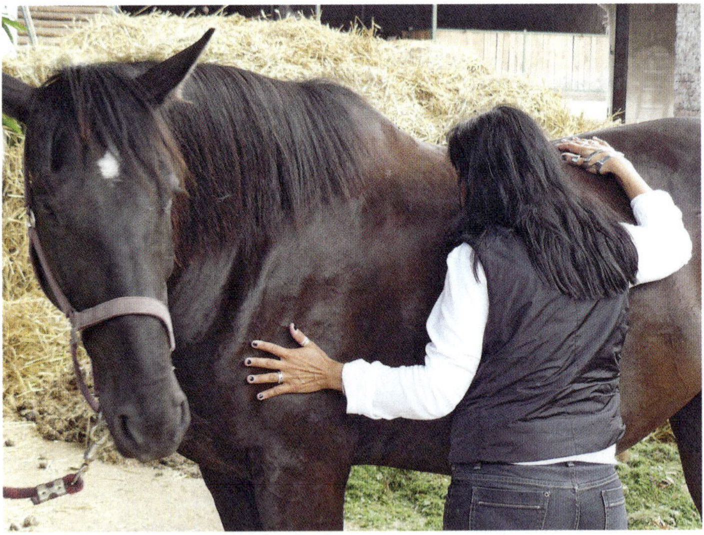

Die Patientin/Klientin nimmt das Pferd mit allen Sinnen wahr und speichert das wohlige Gefühl, das mit dem Duft des Pferdes einhergeht.

4.13 Genusstherapie

4.13.1 Allgemeine Beschreibung

Die Genusstherapie soll das fördern, was unserer »Seele« guttut. Sie soll die sinnliche Fähigkeit schulen, Positives und »Genussreiches« wahrzunehmen und zu empfinden. Dies wiederum soll Wohlbefinden, positives Erleben und Verhalten ausbilden, positiv verstärken und etablieren.

Die Genusstherapie geht auf Rainer Lutz zurück (→Lutz 2015). Sie wird im Allgemeinen in geschlossenen Gruppen durchgeführt.

Um Genuss empfinden und würdigen zu können, ist auf der anderen Seite die Enthaltsamkeit als Gegenpol notwendig. So sollen Patientinnen/Klientinnen auch den Verzicht bewusst und aktiv bejahend erleben lernen, um den Genuss erlernen oder festigen zu können. Dies lässt sich auf die Gegenpole von Belastungssituationen und Entlastung übertragen. Augenmerk liegt einerseits auf dem Annehmen von Belastungen, andererseits die Fähigkeiten zu entwickeln, trotzdem auch fröhlich und gelassen sein zu können. Lachen ist in der Genusstherapie ausdrücklich erwünscht!

Ziele der Genusstherapie sind das Fördern einer positiven Grundhaltung und das Erlernen von Tools, um sich aus negativen, emotional belastenden Situationen zu befreien bzw. sie besser zu meistern. Genuss stellt somit eine Erfolg versprechende Coping-Strategie dar, welche die Selbstwirksamkeit aktiv unterstützen kann.

Um Patientinnen/Klientinnen dazu zu verhelfen, Genuss empfinden und herstellen zu können, bedarf es wiederum weiterer Verfahren, wie der kognitiven Umstrukturierung (→Kap. 4.21), dem Achtsamkeitstraining (→Kap. 4.1), der Einstellungsänderung (→Kap. 4.9) oder der inneren Kindarbeit

(→Kap. 4.18), die im einzeltherapeutischen Setting erarbeitet werden können.

In der Therapie mit dem Pferd können wir eine therapeutische Arbeit entwickeln, die an die Genusstherapie angelehnt ist, deren Prinzipien verfolgt und die Genussfähigkeit der Patientinnen/Klientinnen fördern und etablieren kann.

In diesem Sinne ist die Genusstherapie als Verfahren einsetzbar in der Psychotherapie, dem Coaching, der Reittherapie, der Hippotherapie und dem heilpädagogischen Reiten.

Es sind keine Kontraindikationen nachgewiesen.

4.13.2 Übungen mit dem Pferd

Der Umgang mit dem Pferd fördert auf vielfältige Weise automatisch Wohlbefinden und positives Erleben der Patientinnen/Klientinnen. Wir müssen es dann nur noch ins Bewusstsein heben und als Coping-Strategie zugänglich machen.

Im Folgenden soll eine Übungseinheit zum Thema Genuss vorgestellt werden, bei der eine Patientin mit einer Erschöpfungsdepression an die Thematik herangeführt wird. Sie kann schwer abschalten und entspannen, gönnt sich nur selten eine Pause, stellt hohe Ansprüche an sich selbst und andere, ist perfektionistisch und kann schon seit langer Zeit nichts mehr genießen. Diese kurze Vorstellung unterstreicht die zuvor geäußerte Tatsache, dass die Genusstherapie immer nur in Kombination mit anderen Methoden langfristig zielführend ist.

Die Patientin hat bereits zwei Therapieeinheiten mit dem Pferd absolviert, in denen sie das Pferd kennengelernt hat, Vertrauen in die Situation aufbauen konnte und nun bereit ist, sich ohne Ängste oder Vorbehalte auf die Therapie mit dem Pferd einzulassen. Die Arbeit mit dem Pferd macht der Patientin große Freude. Es fanden dadurch bereits eine Aktivierung, Motivierung und positive Verstärkung der Selbstwahrnehmung, der Selbstwirksamkeit und der Selbstsicherheit statt – Prozesse, die wohl nur in der Arbeit mit Pferden in solch einer kurzen Zeit angestoßen werden können.

Da die Arbeit mit dem Pferd der Patientin große Freude bereitet, kann man voraussetzen, dass die Ausgangssituation günstig ist, auf der Freude das Erleben von Genuss erfolgreich aufbauen zu können.

In einer vorangegangenen Sitzung im Setting der Praxis wurde mit der Patientin das therapeutische Konzept einschließlich der Ziele der Genusstherapie erarbeitet. Als Ziel für die erste Einheit mit dem Pferd wird das Erreichen des bewussten Genusses der Situation und ihrer Sinneseindrücke formuliert. Dabei soll zunächst auf jeweils eine Sinnesqualität fokussiert werden, dann auf die nächste usw. Erreicht die Patientin eine bewusste Fokussierung und Wahrnehmung auf den angestrebten Sinnesqualitäten, können in der darauffolgenden Sitzung, nach einer kurzen Wiederholung der Übung, zwei oder mehrere Sinnesqualitäten kombiniert werden, bis die Patientin in der Lage ist, die Situation mit allen Sinnesqualitäten als Gesamtes zu genießen.

Das Tempo muss dabei unbedingt an die Möglichkeiten der Patientinnen/Klientinnen angepasst werden. Im weiteren Verlauf kann man dann positive Emotionen bewusst in die Wahrnehmung und den Genuss integrieren.

ÜBUNGEN

Als Erstes werden mit der Patientin das therapeutische Konzept und die Zielsetzung kurz wiederholt.

Dann holt die Patientin das Pferd aus dem Stall, begrüßt es und führt es zum Anbindeplatz. Da sie sich offensichtlich auf die Stunde und das Pferd gefreut hat, bekommt sie für diesen ersten Abschnitt der Therapieeinheit die Instruktion, zunächst ganz bewusst ihre Freude im Kontakt mit dem Pferd wahrzunehmen. Diese Freude so bewusst wahrzunehmen, ist bereits ein neues Erleben für die Patientin. Sie wird angeleitet, diese Freude bewusst abzuspeichern und als positive Erinnerung mitzunehmen. »Eigentlich hatte ich das Gefühl, mich gar nicht mehr richtig freuen zu können, aber das scheint wohl nicht zu stimmen«, schlussfolgert sie zufrieden nach dieser anfänglichen Erfahrung, die bereits einen nicht zu unterschätzenden therapeutischen Effekt aufweist. (Im weiteren Verlauf bietet sich an, die positiven Erlebnisse als Zeitprojektion [→Kap. 4.42] für den Alltag zusätzlich nutzbar zu machen.)

Die Sinnesqualitäten, die es im Zuge der Genusstherapie zu entdecken und zu genießen gilt, sind Riechen, Tasten, Schmecken, Schauen und Hören. In meiner Arbeit beziehe ich zusätzlich die Wahrnehmung positiver Emotionen ein, nämlich Gefühle wie Freude, Glück, Entspannung, Zufriedenheit, Stolz, Wertigkeit und Sicherheit.

Als nächsten Schritt wird die Patientin gebeten, die Sinnesqualität »Riechen« zu erforschen. Sie soll an verschiedenen Stellen am Pferd riechen und ihre Empfindungen dabei bewusst wahrnehmen. Die Therapeutin hat sich zuvor vergewissert, dass die Patientin den Geruch nicht als unangenehm empfindet. Nachdem die Patientin an verschiedenen Stellen am Pferd geschnuppert hat, lächelt sie und sagt, dass sie den Geruch des Pferdes als sehr angenehm wahrnehme. Sie finde, das Pferd dufte wunderbar. Es hat sich ein Wohlbefinden eingestellt, das die Therapeutin durch ihr Modellverhalten unterstützt: »Ja, ich finde auch, die Pferde duften wundervoll«, und es zusätzlich ins Bewusstsein der Patientin hebt, indem sie die Patientin fragt, wie sie sich dabei fühlt. Nachdem die Patientin zurückgemeldet hat, dass sie sich sehr wohl fühle, wird dies von der Therapeutin gespiegelt und als Erlebnisqualität für die Patientin festgehalten.

Bei dieser Interventionsmethode fungiert die Therapeutin insgesamt als unterstützendes Modell (Modelllernen; → Kap. 4.24), indem sie Wahrnehmung und Empfindungen der Patientin/Klientin unterstützt, spiegelt und nahebringt.
Als zweite Sinnesqualität wird das »Tasten« erforscht. Die Patientin soll das Pferd abtasten und wiederum ihre Empfindungen bewusst wahrnehmen. Nachdem sie das Pferd am ganzen Körper abgetastet und gestreichelt hat, lächelt sie wieder und sagt: »Das Fell ist wie Samt, ganz weich und warm ist es auch. Schweif und Mähne dagegen sind etwas borstig. Ich hatte sofort Lust, die kräftigen Haare zu flechten.« »Dann machen Sie das ruhig und achten Sie wieder genau auf Ihre Empfindungen«, unterstützt sie die Therapeutin. Die Patientin flicht den Schweif des Pferdes zu einem dicken Zopf und in die Mähne mehrere kleine Zöpfe. »Jetzt bist du aber schick!«, stellt sie selbstzufrieden fest. »Ja, aber total!«, bestätigt die Therapeutin. »Ich freue mich, dass es Ihnen so viel Spaß macht!«, sagt sie. »Ja, das stimmt! Es macht großen Spaß! Das ich so etwas Schönes erleben darf!«, freut sich die Patientin. Auch diese Emotionen und Erlebnisqualitäten werden wieder gespiegelt und für die Patientin bewusst festgehalten.
Als letzte Sequenz in dieser Therapieeinheit wird das »Schmecken« erforscht. Die Therapeutin teilt dafür einen Apfel in viele kleine Stücke und stellt sie in einer Schale in Reichweite der Patientin. Die Patientin soll zunächst selbst von dem Apfelstück abbeißen, den Geschmack bewusst wahrnehmen und dann das restliche Stück an das Pferd verfüttern.
Während die Patientin in das Apfelstück beißt und es sehr bewusst kaut, stuppst sie das Pferd vorsichtig an. Die Patientin ist gerührt und füttert dem Pferd das verbliebene Apfelstück. »Ja, das schmeckt toll, nicht? Das finde ich auch! Ganz süß und saftig!« Patientin und Pferd verspeisen so nach und nach genüsslich den ganzen Apfel. »Jetzt bin nicht nur ich glücklich, sondern

Baukje auch. Das finde ich schön!«, sagt sie zufrieden. Auch dieses Erleben wird wieder gespiegelt und für die Patientin bewusst festgehalten.

Die Patientin darf das Pferd zum Abschluss noch kurz putzen und entlässt es danach auf die Koppel. »Irgendwie habe ich das Gefühl, dass ich auch das Putzen ganz anders wahrgenommen habe, viel bewusster, und ich konnte mich mit Baukje so freuen, als sie auf die Koppel durfte!«

Die Therapeutin spiegelt und bestätigt die Patientin in ihren differenzierten Wahrnehmungen von Genuss, der bereits auf vielen verschiedenen Ebenen stattgefunden hat, ebenso die Fähigkeit zur Empathie mit dem Genuss des Pferdes. Die Patientin ist über ihre neu entdeckten Fähigkeiten erstaunt und erfreut zugleich.

Die Therapeutin gibt der Patientin als Hausaufgabe, sich zu Hause ebenfalls kleine Dinge zu suchen, die sie mit Riechen, Tasten und Schmecken bewusst wahrnehmen und genießen kann. Zusätzlich gibt sie der Patientin ein paar zuvor abgeschnittene Schweifhaare mit, an denen sie zu Hause ebenfalls immer wieder genussvoll riechen und sich auch an die positiven Empfindungen während der Therapieeinheit erinnern kann.

Die erste Therapieeinheit zu Genuss und Genießen ist sehr erfolgreich verlaufen und bereitet eine gute Grundlage, um die Therapie fortzuführen und zu vertiefen. In Kombination mit anderen Methoden können dann auf Dauer entsprechende Coping-Strategien aufgebaut und etabliert werden, um das problematische Verhalten zu verändern und die Erschöpfungsdepression zurückzuführen.

Das Pferd ermöglichte den Einstieg wieder auf spielerische, einfühlsame und eindrückliche Weise und machte es der Patientin leicht, sich auf neue Erlebnisqualitäten einzulassen.

Als weiterführende Übung bietet sich ein Spaziergang in der

Natur an. Die Patientin lässt sich vom Pferd tragen und kann sich somit optimal auf die Fokussierung der einzelnen Wahrnehmungs- und Erlebnisqualitäten konzentrieren.

In dieser Übung kann man auch sehr gut Entspannung, Achtsamkeit und Genusstraining kombinieren.

Ein Spaziergang in der Natur bietet sich auch Erfolg versprechend als vertiefende Hausaufgabe an.

4.14 Hausaufgaben

Hausaufgaben dienen zum Einüben, zur Vertiefung, zur Generalisierung und Etablierung von in der Therapieeinheit erarbeitetem alternativem Verhalten auf allen Verhaltensebenen.

Das Thema der Hausaufgabenstellung wurde schon im Zusammenhang mit einigen anderen Interventionen angesprochen.

In diesem Zusammenhang sind Hausaufgaben sehr sinnvoll und dienen den Patientinnen/Klientinnen wie auch den Therapeutinnen zusätzlich zur Erfolgskontrolle. Weiterhin können sie die Selbstwirksamkeit der Patientinnen/Klientinnen ergänzend schulen, indem diese erleben, dass sie das in der Therapieeinheit Erlernte auch in ihrem Alltag selbstständig umsetzen und vertiefen können.

Das Lernen an, auf und mit dem Pferd zeigt sehr nachhaltige Lernerfolge, die von den Patientinnen/Klientinnen sehr gut auf alltägliche Situationen und in der Erledigung von Hausaufgaben übertragen werden können.

Das Stellen von Hausaufgaben ist sinnvoll in der Psychotherapie, im Setting eines Coachings, der Reittherapie, der Hippotherapie und des heilpädagogischen Reitens.

MERKE

Es muss immer sichergestellt werden, dass die Patientinnen/Klientinnen auch in der Lage sind, die erteilten Hausaufgaben konstruktiv zu erledigen, da sonst das Gegenteil erreicht wird. Kontraindiziert sind Hausaufgaben bei Patientinnen/Klientinnen, die nicht in der Lage sind, eigenverantwortlich selbstgesteuertes Verhalten auszuführen.

4.15 Hierarchiebildung

Nach Renate de Jong-Meyer versteht man unter Hierarchiebildung im psychotherapeutischen Zusammenhang »die Zergliederung eines Therapiezieles in Unterziele sowie die Zuordnung von einzelnen Situationen oder Schritten zu diesen Unterzielen, wobei diese Situationen oder Schritte nach zunehmender Schwierigkeit oder auch nach Annäherung [...] an das Oberziel geordnet werden« (de Jong-Meyer 2015, S. 145).

Die Hierarchiebildung wurde im Zusammenhang mit der Exposition und Konfrontation bereits angesprochen und für mehrere aufeinanderfolgende Therapieeinheiten vorgestellt (→ Kap. 4.11). Ihr Sinn und ihr Zweck gehen jedoch noch darüber hinaus.

Es wird postuliert, dass eine schrittweise Annäherung an ein Ziel Lernprozesse erleichtert und fördert bzw. erst möglich macht, da es in einer zu schwierigen Situation wahrscheinlich unmöglich ist, den gewünschten Lerneffekt herzustellen. Im Gegenteil, man wird den positiven Lerneffekt be- oder gar verhindern.

Dazu eine persönliche Veranschaulichung:

BEISPIEL

In meiner fünften (!) Reitstunde, ich war elf Jahre alt, meinte die Reitlehrerin, uns über ein Hindernis springen lassen zu müssen. Sie gab meinem Schulpferd mit der Gerte einen Klaps auf den Hintern, woraufhin es losgaloppierte, mit mir über das aufgebaute Hindernis sprang und ich natürlich kopfüber im Sand der Reitbahn landete. Ich habe mich danach fünf Jahre nicht mehr auf ein Pferd getraut! Hätte die Reitlehrerin die Lerneinheiten sinnvoll aufeinander aufgebaut, hätte sich mit Sicherheit ein positiverer Lerneffekt eingestellt und mir wäre als Kind die Freude am Reiten nicht erst einmal verdorben worden!

Das bedeutet, in allen Übungseinheiten, in denen wir einen bestimmten Lerneffekt verfolgen, bietet es sich an, eine Hierarchie mit zunehmenden Schwierigkeitsgraden zu erstellen. Je nach therapeutischem Konzept und Therapieplan wird diese Hierarchie mit den Patientinnen/Klientinnen gemeinsam erarbeitet oder aber wir erstellen eine solche Hierarchie als Therapeutinnen intern (→Kap. 4.3). Alle Stufen einer Hierarchie werden dabei so lange wiederholt, bis das gewünschte Ergebnis erreicht wurde. Erst dann geht man zur nächst schwierigeren Stufe über.

Wie immer setzt eine erfolgreiche Intervention eine ausreichende Veränderungsmotivation der Patientinnen/Klientinnen und vorausgehend ihre Einsicht in das eigene Krankheitsgeschehen voraus.

Das Einsetzen von Hierarchien empfiehlt sich in der Psychotherapie, aber auch im Setting eines Coachings, einer Reittherapie, der Hippotherapie, des heilpädagogischen Reitens und auch im Reitsport mit Behinderten, um schrittweise bestimmte Lernziele zu erreichen.

Es sind keine empirisch nachgewiesenen Kontraindikationen bekannt.

4.16 Idealisiertes Selbstbild

4.16.1 Allgemeine Beschreibung

Bei der Methode des idealisierten Selbstbildes handelt es sich eigentlich um ein imaginatives Verfahren (→Kap. 4.17), bei dem von den Patientinnen/Klientinnen ein idealisiertes Selbstbild entworfen und dann schrittweise in der Imagination über das gegenwärtige Selbstbild geschoben wird. Die Intervention soll den Aufbau von Selbstvertrauen, Selbstwirksamkeit und Selbstsicherheit sowie eines positiven Selbstbildes fördern und ein bestehendes negatives Selbstbild durch dieses neue oder wieder erlebte Selbstbild ersetzen. Dies geht mit einem Überschreiben und Neubenennen negativer kognitiver und emotionaler Muster sowie einer Veränderung auf der Handlungsebene einher. Interne positive Verstärkermechanismen werden aktiviert bzw. reaktiviert.

In der Arbeit mit dem Pferd können wir diese Methode in abgewandelter Form zur Aktivierung verschütteter oder zum Aufbau positiver Ressourcen nutzen. Das Pferd wirkt bei dieser Intervention wieder stark als Motivation, das eigene idealisierte Selbstbild zu erreichen, und bietet die Möglichkeit, das entworfene idealisierte Selbstbild tatsächlich zu erleben. Somit kann besonders eindrücklich und nachhaltig alternatives Verhalten gestärkt, aufgebaut und etabliert werden. In der Arbeit mit dem Pferd können sehr viele verschiedene Facetten von verschütteten, positiven Ressourcen aufgedeckt und reaktiviert werden. Ich nenne an dieser Stelle nur einige Beispiele: Feinfühligkeit, Empathie, Körperempfinden, Führungsstärke, innere Stärke, Sinneswahrnehmung, Schönheit, Freude, Lachen, Entspannung, Genuss, Ziele setzen und erreichen, Nähe und Distanz herstellen, Grenzen setzen.

Die Methode des idealisierten Selbstbildes ist in ein multimodales Behandlungskonzept eingebettet und eignet sich somit im Setting einer Psychotherapie oder eventuell eines Coachings mit psychisch unauffälligen Patientinnen/Klientinnen.

MERKE
Vorsicht ist mit dieser Intervention bei stark depressiven Patientinnen/Klientinnen geboten, da sie meistens nicht in der Lage sind, etwas Positives zu sehen oder zu erleben, schon gar nicht in Bezug auf ihr eigenes Selbstbild (nach Hautzinger 2015a). Weiterhin sollte man darauf achten, dass die Ziele, die sich eine Patientin/Klientin in Bezug auf ihr idealisiertes Selbstbild setzt, realistisch und somit auch erreichbar sind.

4.16.2 Übungen mit dem Pferd

Beispielhaft stelle ich hier eine Übung mit dem Pferd zur Förderung von Sinneswahrnehmung, Freude und Genuss vor. Diese bietet sich beispielsweise bei leicht bis mittelschwer depressiven Patientinnen/Klientinnen an, die vergessen haben, ihre Umwelt als Quelle von positiver Energie zu nutzen, und die nicht mehr in der Lage sind, Freude und Genuss zu empfinden.

Als Erstes wird der Status quo herausgearbeitet, d. h. das Verhalten der Patientin/Klientin zum aktuellen Zeitpunkt. Danach wird die Patientin/Klientin angeleitet, ein ideales Selbstbild zu entwerfen, wie sie sich, unter dem Aspekt des vorgegebenen Themas, gerne sehen würde. Nachdem dieses Bild auf seinen Realitätsgehalt geprüft und ggf. nach oben oder unten korrigiert wurde, wird ein Szenario entworfen, das dem Idealbild der Patientin/Klientin entspricht. Möglicherweise bietet es sich hier auch wieder an, zuvor eine Hierarchie (→ Kap. 4.15) von Szenarien zu erstellen, die sich dem Idealbild schrittweise annähern, um den gewünschten Erfolg zielsicher zu erreichen. Die Patientin/Klientin soll sich das Idealbild so plastisch wie möglich vorstellen. Es hat sich als hilfreich erwiesen, die Patientinnen/Klientinnen diese Vorstellung mit geschlossenen Augen imaginieren zu lassen (den meisten gelingt das recht leicht) und im Anschluss auf einer Skala von null bis zehn selbst einzuschätzen, wie sehr ihnen das Idealbild von sich selbst gefallen würde. Wie gesagt, das Pferd hilft uns sehr, die Patientinnen/Klientinnen auf erstaunliche Weise zu motivieren, und so kommt nicht selten eine Neun oder Zehn heraus. Hat die Patientin/Klientin das Ziel dann tatsächlich erreicht, kann man erahnen, wie groß der Verstärkereffekt und wie nachhaltig der Lerneffekt für das eigene Selbstbild sind.

Nehmen wir an, die Patientin/Klientin hat als Idealbild visualisiert, dass sie frei auf dem Pferd sitzend durch die Natur reitet und dies in vollen Zügen und voller Freude genießen kann. Vorausgesetzt, wir haben ein entsprechend sicheres Therapiepferd zur Verfügung, können wir nun mit der Patientin/Klientin eine entsprechende Hierarchie von sich steigernden Szenarien entwerfen.

ÜBUNGEN

Stufe 1

Wir führen das Pferd. Die Patientin/Klientin sitzt auf dem nackten Pferderücken und hält sich am Voltigiergurt fest. Wir gehen gemeinsam hinaus in die Natur und leiten die Patientin/Klientin an, das Pferd, das Getragenwerden auf dem Pferd und die umgebende Natur mit allen Sinnen wahrzunehmen. Wir fördern hierbei eine positive Wahrnehmung und den Genuss des Erlebten. Wie sehr wir eine Patientin/Klientin dazu anleiten und ggf. andere/weitere Interventionsmethoden vorschalten müssen, hängt davon ab, wie tief eine mögliche positive Ressource verschüttet ist oder ob wir das angestrebte Verhalten erst neu

aufbauen müssen. Aber auch dabei wirken die Pferde meist scheinbare Wunder und führen die Patientinnen/Klientinnen, oft ohne unsere Hilfe, innerhalb kurzer Zeit zu einem positiven Erleben, in die Freude und den Genuss. Mitunter ist es hilfreich, vorab eine zusätzliche Entspannungsübung anzuleiten (→ Kap. 4.10).
Als Hausaufgabe hat sich bewährt, den Patientinnen/Klientinnen aufzutragen, sich mehrmals am Tag in die plastische Erinnerung auf dem Pferd zurückzubegeben und besonders die positiven Emotionen im Erleben mit sich selbst wachzurufen. Es gibt einige Patientinnen/Klientinnen, die diese Methode dann weiter nutzen, um sich aus einer depressiven Stimmung herauszuheben. In der Folge gelingt es ihnen in einem solch positiven Gemütszustand oft besser, andere Methoden, z. B. die des Gedankenstopps (→ Kap. 4.12), der Selbstinstruktion (→ Kap. 4.31) oder der kognitiven Umstrukturierung (→ Kap. 4.21), zu bewerkstelligen.

Stufe 2

Wir schieben eine Therapieeinheit in der Bahn ein, um der Patientin/Klientin zu vermitteln, wie sie einfach und auch für das Pferd unproblematisch das Pferd anreiten, lenken und wieder anhalten kann. Wir benötigen dafür selbstverständlich ein entsprechend ruhiges und gut ausgebildetes Therapiepferd. Es sollte am Halfter oder Kappzaum geritten werden können, damit der ungeübte Reiter es nicht im Maul stören oder gar verletzen kann. Das Pferd sollte auf leichte Schenkelhilfe antreten können, aber auch nicht empfindlich auf einen etwas stärkeren Schenkeldruck reagieren, falls er von der ungeübten Reiterin so ausgeführt werden sollte. Die Patientin/Klientin reitet das Pferd am langen Zügel und mit leichtem Kontakt. Am Anfang haben wir als Therapeutinnen immer einen zusätzlichen langen Führstrick am Pferd befestigt, um ggf. eingreifen zu können. Ob wir diesen

irgendwann lösen oder als Sicherheitsleine am Pferd belassen, hängt von der Sicherheit und dem Können der jeweiligen Patientinnen/Klientinnen und der Zuverlässigkeit des Therapiepferdes ab. In jedem Fall sollten wir als Therapeutinnen ständig am Kopf des Pferdes mitgehen, um jederzeit eingreifen zu können.
Hat eine Patientin/Klientin das Pferd erfolgreich in Bewegung gesetzt, kann sie erste Übungen machen, das Pferd nach rechts und links zu lenken. Dafür bekommt sie die Instruktion, die Hände parallel und die Ellenbogen am Körper zu belassen und den Oberkörper in die gewünschte Bewegungsrichtung zu drehen. Bei leichter Anlehnung ergibt sich mit der Körperdrehung die entsprechende richtige Zügel- und Gewichtshilfe, sodass ein gut geschultes Pferd ohne Probleme in die gewünschte Richtung laufen sollte. Um das Pferd wieder anzuhalten, wird die Patientin/Klientin instruiert, das Gewicht leicht nach hinten zu verlagern und die Zügel leicht anzunehmen. Daraufhin sollte das gut ausgebildete Pferd wieder stehen bleiben und die Patientin/Klientin mit einem nachhaltigen Erfolgserlebnis aus der Übung entlassen werden. Viele Patientinnen/Klientinnen platzen regelrecht vor Stolz, nachdem sie das Pferd alleine »reiten« konnten, und gehen ausgesprochen gestärkt und oft glücklich aus dieser Therapieeinheit heraus.

Stufe 3

Als nächsten Schritt absolviert man eine weitere Therapieeinheit in der Bahn. Wenn die Patientinnen/Klientinnen am langen Führstrick in der Lage sind, das Pferd sicher und in jede Richtung durch die Bahn zu reiten und wieder anzuhalten, kann man den Führstrick lösen und sie alleine reiten lassen. Dabei muss man Vertrauen in das Therapiepferd haben, dass es brav und zuverlässig diese Übungen mitmachen kann. Gelingt diese Übung, wird der positive Effekt der vorangegangenen Übungen entsprechend nachhaltig vertieft.

Stufe 4

Die nächste Stufe in der erarbeiteten Hierarchie kann nun sein, mit dem Pferd in die Natur zu reiten und die Übung zunächst wieder am langen Führstrick zu begleiten. Auf dieser Stufe sind die meisten Patientinnen/Klientinnen so sehr mit dem Reiten beschäftigt, dass sie noch wenig von der sie umgebenden Natur aufnehmen können. Das Erlebnis, das Pferd selbstständig durch die Natur zu reiten, lässt die meisten jedoch schon wieder »zwei Meter wachsen« und zeigt so den erwünschten Erfolg.

Eine Patientin meldete mir einmal nach einer solchen Übung zurück, sie sei seit Jahren nicht mehr so stolz auf sich gewesen und schon gar nicht so glücklich, wie sie sich in diesem Moment fühlen würde! Es passiert oft, dass das Erleben des idealisierten Selbstbildes die Erwartungen der Patientinnen/Klientinnen bei Weitem übertrifft und sie über sich selbst und ihre Möglichkeiten positiv überrascht sind.

Stufe 5

Das Vorgehen in Stufe 4 sollte so lange wiederholt werden, bis das gewünschte Ergebnis erreicht wurde; das gilt im Übrigen für alle Stufen einer gebildeten Hierarchie. Das heißt, sobald die Patientin/Klientin in der Lage ist, ihre Aufmerksamkeit zusätzlich auf die umgebende Natur zu lenken, kann man sie anleiten, dies mit allen Sinnen und dem entsprechenden Genuss, wie auf Stufe 1 eingeübt, zu tun. Gelingt das Zusammenspiel von Reiten, Wahrnehmung und Genuss, kann man zur Stufe 6 übergehen.

Stufe 6

Die Patientin/Klientin erfüllt ihr entworfenes, idealisiertes Selbstbild mit Leben und Erleben und reitet, in unserer wachsamen Begleitung, alleine und ohne Führstrick das Pferd in die

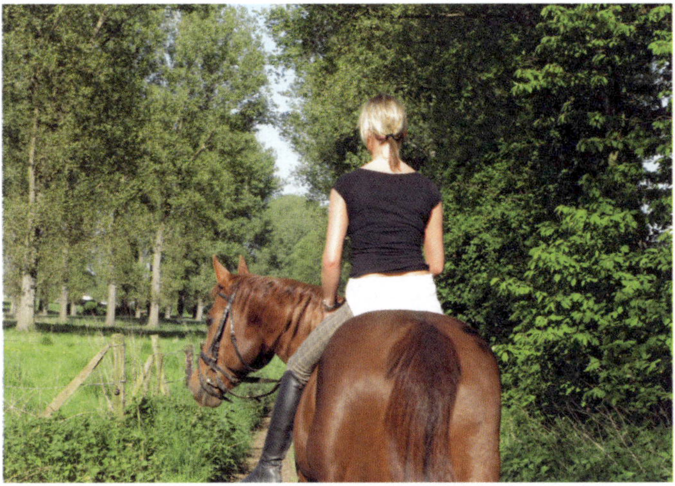

Hier wird keine alltägliche Therapiesituation abgebildet. Die junge Frau konnte reiten, daher auch die Trense anstelle eines Halfters oder Kappzaums. Ein Reithelm sollte selbstverständlich auch immer getragen werden!

Natur, um mit allen Sinnen sich selbst und den Moment zu genießen.

Gelingt diese Übung, vertiefen sich die oben beschriebenen Erfolge im Erleben der Patientinnen/Klientinnen und können nachhaltig etabliert werden. Die Generalisierung auf andere Szenarien und Situationen in ihrem Alltag gelingt danach oft sehr gut und nachhaltig.

4.17 Imagination

Unter Imagination versteht man die mentale Vorstellung einer Situation, die zu diesem Zeitpunkt nicht existiert. Es ist sozusagen eine Fantasievorstellung, bei der alle Qualitäten von Verhalten erlebt werden können, also Denken, Fühlen und Handeln.

Während einer Imagination kann aufdeckend und lösungsorientiert gearbeitet werden. Das heißt, wir können Ereignisse, die z.B. in der Lern- und Entwicklungsgeschichte oder in traumatisierenden Situationen stattgefunden haben, auf allen Ebenen des Verhaltens aufdecken. Ebenso können wir Bewältigungsstrategien, Problemlösestrategien, Verhaltensänderungen und Veränderungen der Umgebungsvariablen imaginieren und somit ein kognitives und emotionales Neubenennen und Überschreiben initiieren und ermöglichen.

Die Patientinnen/Klientinnen erhalten über die Imagination die Kontrolle über ihr eigenes Verhalten, aber auch über die Umgebungsvariablen zurück. Von Vorteil ist auch die Möglichkeit, dass verschiedene Verhaltensalternativen ausprobiert und eingeübt werden können. Ziel ist es, Lösungsstrategien und verändertes Verhalten in alltägliche, problematische Situationen zu übertragen.

Eine weitere Möglichkeit der Imagination sind geführte Fantasiereisen, z.B. während einer Entspannungsübung, die angenehme Gefühle provozieren und somit die Entspannung vertiefen.

Imaginative Verfahren werden meistens in Kombination mit anderen Verfahren und immer im Rahmen eines umfassenden Behandlungskonzeptes eingesetzt. Nicht alle Patientinnen/Klientinnen können gleich gut imaginieren, darum sollte man ihre Fähigkeit auf diesem Gebiet immer an einer neutralen Situation ausprobieren und prüfen, ob eine Patientin/Klientin zu heftigen emotionalen Reaktionen oder gar zu Dissoziationen neigt.

Eine Imagination sollte bei Patientinnen/Klientinnen mit einer krankheitswertigen Störung immer nur von einer gut geschulten Therapeutin oder Ärztin durchgeführt werden, die auch in der Lage ist, emotional kritische Situationen, die während einer Imagination durchaus entstehen können, einzuordnen, abzufangen und in eine lösungsorientierte Bahn zu lenken.

Vor einer Imagination wird immer eine Entspannungsübung mithilfe eines entsprechenden Entspannungsverfahrens durchgeführt (→ Kap. 4.10).

In der Arbeit mit den Pferden lassen sich Imaginationen im Zusammenhang mit verschiedenen Themen und Interventionsmethoden einsetzen. Ein Beispiel ist die Übung, negative Energie aus den Füßen in die Erde fließen zu lassen und positive Energie aus der Natur aufzunehmen (→ Kap. 4.10). Weitere Beispiele werden im Kapitel 4.18 (Innere Kindarbeit) oder in Kapitel 4.16 (Idealisiertes Selbstbild) beschrieben.

Imaginative Verfahren eignen sich in der Arbeit mit dem Pferd ausschließlich im Rahmen einer Psychotherapie. Wird die Imagination als begleitende oder vorbereitende Intervention von einer dafür speziell geschulten Person mit psychisch gesunden Patientinnen/Klientinnen durchgeführt, kann sie natürlich auch im Setting eines Coachings, einer Reittherapie oder im heilpädagogischen Reiten eingesetzt werden.

MERKE

Nur mit Vorsicht sollten Imaginationen bei akuten Psychosen, ausgeprägten Zwängen, massiven Angstzuständen, schweren Depressionen und geistigen Behinderungen angewendet werden (nach Kirn 2015). Außerdem müssen die Patientinnen/Klientinnen in der Lage sein, zu imaginieren, und die entsprechende Motivation mitbringen.

4.18 Innere Kindarbeit (Schematherapie)

4.18.1 Allgemeine Beschreibung

Die innere Kindarbeit ist keine in der Literatur isoliert umschriebene verhaltenstherapeutische Standardmethode. Sie beinhaltet verschiedene Interventionsmethoden und ist dem Spektrum der Schematherapie zuzuordnen. Die Schematherapie verbindet nach Grave eine erlebnisaktivierende Klärungsarbeit mit einer strukturierten Verhaltensmodifikation (Roediger 2015). Schemata werden dabei in den ersten beiden Lebensjahren eines Kindes angelegt und resultieren aus dessen grundlegenden Beziehungserfahrungen, die sich in die neuronale Struktur des Kindes einprägen und grundlegende Bewältigungsprozesse der Person festschreiben. Im weiteren Verlauf des Lebens prägen sich parallel dazu weitere Verhaltensmuster aus, die jedoch von den ursprünglichen Schemata beeinflusst werden und zu Störungen im Verhalten führen können (Roediger 2015).

Die innere Kindarbeit umschreibt die Arbeit mit den prägenden Elementen aus der Lern- und Entwicklungsgeschichte eines Menschen. Sie kann aufdeckend, stabilisierend, ressourcenorientiert und verändernd sein. Ein tragendes Element in der inneren Kindarbeit ist die Imagination (→ Kap. 4.17). Während der Imagination werden Situationen aus der Lern- und Entwicklungsgeschichte wiedererlebt und entsprechend dem Therapieplan auf allen Ebenen des Verhaltens verändert oder aber als Ressource genutzt. Das Ziel der inneren Kindarbeit ist es, grundlegende, negative Schemata, die das Verhalten des Erwachsenen unbewusst auf allen Ebenen beeinflussen und steuern, aufzudecken, der bewussten Steuerung und Kontrolle zugänglich zu machen und zu verändern, um mit einer kognitiven und emotionalen Neubenennung und Überschreibung destruktive durch konstruktive Verhaltensmuster zu ersetzen. Die Patientinnen/Klientinnen erhalten durch die innere Kindarbeit die Kontrolle über zuvor als unkontrollierbar erlebte Verhaltensmuster zurück, Traumata können bearbeitet und gelöst und eine nachhaltige Heilung erreicht werden. Das in der Imagination erarbeitete alternative Verhalten soll anschließend in alltägliche Problemsituationen übertragen werden.

Erwägt man, bei labilen Patientinnen/Klientinnen eine innere Kindarbeit oder Schematherapie durchzuführen, müssen in jedem Fall zuvor Stabilisierungstechniken angewandt werden.

Bei entsprechender Weiterbildung der Therapeutinnen kann die innere Kindarbeit bei psychisch unauffälligen Personen auch im Rahmen eines Coachings durchgeführt werden.

MERKE

Die Schematherapie und/oder die innere Kindarbeit sind komplexe psychotherapeutische Interventionen, die einer entsprechenden Schulung bedürfen und somit nur von dafür ausgebildeten Psychotherapeutinnen und Ärztinnen ausgeführt werden sollten, um unkontrollierbare Situationen und Entgleisungen für die Patientinnen/Klientinnen ausschließen zu können. Die Therapeutinnen müssen stets in der Lage sein, die Patientinnen/Klientinnen aufzufangen und die Imagination in eine positive, konstruktive Richtung zu lenken.

CAVE Kontraindikationen

Die innere Kindarbeit/Schematherapie sollte nicht bei akut psychotischen, schwer depressiven und schizophrenen Patientinnen/Klientinnen angewandt werden. Ebenso muss darauf geachtet werden, ob eine Patientin/Klientin zur Dissoziation neigt. Dies kann auch bei schweren Persönlichkeitsstörungen der Fall sein. Bei Traumastörungen muss sorgfältig abgewogen werden, ob die Methode zielführend und Erfolg versprechend ist. Eine Retraumatisierung ist in jedem Fall zu vermeiden! Es ist ratsam, wenn die Therapeutinnen zusätzlich in der Traumatherapie geschult sind.

4.18.2 Übungen mit dem Pferd

In der Arbeit mit dem Pferd können wir die innere Kindarbeit erfolgreich aufgreifen. Man kann auf dem Pferd sitzend oder liegend eine Imagination zum inneren Kind durchführen. Eine derartige Imagination ist jedoch immer besser im geschützten Rahmen und Setting einer Praxis anwendbar. Daher führt man die Elemente der inneren Kindarbeit in der Arbeit mit dem Pferd eher in abgewandelter Form und vertiefend durch, und zwar nachdem im Setting der Praxis imaginiert wurde. So können wir spezifische Themen aufgreifen, durch ein Erleben auf oder mit dem Pferd vertiefen und verändertes Verhalten etablieren.

Das Pferd bietet sich als lehrreicher und unterstützender Partner besonders dann an, wenn es um Themen wie Geborgenheit, Vertrauen, Sicherheit, Getragenwerden, Selbst- und Fremdverantwortung, Grenzen, Nähe und Distanz oder selbstsicheres Verhalten geht. In der Arbeit mit dem Pferd können positive Ressourcen gestärkt und Elemente wie Freude, Spaß, Spiel, Genuss, Neugier, Staunen, Entdecken und Abenteuer gefördert werden, die jedes Kind einmal erlebt hat. Diese Elemente sind oft verschüttet und/oder unterdrückt und dienen hervorragend als positive Verstärker und Förderer von emotionalem Wohlbefinden!

Im Folgenden sollen beispielhaft zwei Therapieeinheiten, einmal mit einer Angstpatientin und einmal mit einer depressiven Patientin, vorgestellt werden. Die erste Sequenz zeigt die Arbeit im Heilungsprozess von negativen Emotionen und den daraus entstandenen Verhaltensmustern und die zweite das Wiederentdecken von positiven Ressourcen und den entsprechenden Verhaltensmustern.

ÜBUNGEN Therapieeinheit mit einer Angstpatientin

In der zuvor stattgefundenen therapeutischen Arbeit mit der hier vorgestellten Patientin ergaben sich viele Hinweise darauf, dass sie in ihrer Lern- und Entwicklungsgeschichte zu wenig bis gar kein Grundvertrauen in ihre Bezugspersonen und das Leben vermittelt bekommen hatte. Dies konnte in gezielten Imaginationsübungen, im Setting der Praxis, aufgedeckt und emotional erlebbar gemacht werden. Ebenso wurden in diesen imaginativen Übungen zum inneren Kind erste Lösungen zur emotionalen Heilung des inneren Kindes mit der Patientin durchgeführt. Die Patientin konnte in den Übungen erfahren, wie es sich anfühlt, Geborgenheit, Sicherheit und Rückhalt zu erfahren, um entsprechendes Vertrauen in sich selbst, in Beziehungen und in das Leben aufzubauen. Ein wesentlicher Teil ist dabei, neben dem Erleben von Vertrauen in Beziehungen und das Leben, das Erleben von Selbstwirksamkeit und Selbstvertrauen.
Diese Elemente wurden in der Arbeit mit dem Pferd aufgegriffen und in mehreren Therapieeinheiten vertieft, von denen im Folgenden eine beispielhaft beschrieben wird.

Zu Beginn der Therapieeinheit wird das Pferd wie immer von der Koppel oder aus dem Stall geholt, mit einem Leckerli begrüßt, zum Anbindeplatz geführt und von der Patientin geputzt. Die Patientin nimmt dabei Kontakt zu dem Pferd auf und stimmt sich auf die Therapieeinheit ein. Gleichzeitig wird dem Pferd etwas Gutes getan und beide können entspannt in die Übung starten.

Anschließend wird mit der Patientin das zuvor in der Praxis vorbereitete Thema wiederholt und erneut ins Therapiekonzept eingegliedert. Für diese Stunde wurden die Themen Vertrauen, Selbstvertrauen und Loslassen gewählt.
Die Patientin führt das Pferd auf den Reitplatz oder in die Reithalle, je nachdem, was man zur Verfügung hat. Für solche Übungen ist es besonders wichtig, möglichst ungestört von anderen Reiterinnen arbeiten zu können, um die Intimsphäre der Patientinnen/Klientinnen zu wahren. Das Pferd trägt ein Halfter und einen Voltigiergurt. Der Pferderücken sollte dabei von keinem Pad bedeckt sein, damit die Patientin die Wärme des Pferdes spüren kann. Für diese Übung ist es wieder wichtig, ein zuverlässiges, ruhiges und ausgeglichenes Therapiepferd zu haben, um den Effekt der Übung nicht zu gefährden.
Die Patientin steigt mit einer Aufstieghilfe auf den Pferderücken. Sie sollte im Vorfeld Vertrauen zum Pferd gefasst und keinesfalls Angst vor oder auf dem Pferd haben, da dies natürlich kontraproduktiv für die Übung wäre.
Nachdem die Patientin auf dem Pferd sitzt, wird sie zunächst ein paar Runden geführt und instruiert, eine Achtsamkeitsübung (→ Kap. 4.1) durchzuführen, damit sie ganz auf dem Pferd und in der Situation ankommen kann; anschließend wird eine Entspannung (→ Kap. 4.10) durchgeführt. Mit beidem muss die Patientin zuvor vertraut gemacht worden sein. Fühlt sich die Patientin entspannt und für die Übung bereit, wird sie angeleitet, sich am Voltigiergurt festzuhalten und die Augen zu schließen. Sie soll sich vorstellen (imaginieren), wie sie sich als Kind gefühlt hat, wenn sie ängstlich und unsicher war, wenn sie sich alleingelassen und unverstanden fühlte. Hat die Patientin das Gefühl imaginiert, wird sie gefragt, was ihr jetzt, in diesem Augenblick mit dem Pferd, helfen könnte, ihr guttun würde, um Sicherheit, Geborgenheit und Vertrauen empfinden zu können (Entscheidung = Selbstwirksamkeit und Selbstvertrauen). Die

Patientin antwortet, dass ihr die Wärme des Pferdes, die sie spürt, schon ein Wohlgefühl vermitteln würde. Ebenso die Anwesenheit der Therapeutin, die das Pferd führt und auf sie aufpasst. Des Weiteren äußert sie den Wunsch, mit geschlossenen Augen geführt zu werden und die Bewegung und Wärme des Pferdes noch mehr zu spüren (= Vertrauen und Loslassen). Die Therapeutin sagt der Patientin, dass sie Rückmeldung geben soll, wenn ihr irgendetwas Angst macht oder sie sich unwohl fühlen sollte. Ebenso, wenn sie die Übung beenden oder noch etwas anderes ausprobieren möchte (= Selbstwirksamkeit und Selbstvertrauen). Dann wird die Patientin in großen Runden in der Reitbahn geführt. Die Therapeutin sollte die Patientin dabei sorgfältig beobachten, ob sie sich entspannt und ob die Übung in die richtige Richtung läuft.

Es ist wichtig der Patientin so viel Zeit einzuräumen, bis sie selbst die Entscheidung trifft, die Übung zu beenden (= Vertrauen und Selbstwirksamkeit). Oft ist es gut, wenn man sich auch als Therapeutin bewusst mit entspannt und loslässt, um die Patientin in ihrem Prozess möglichst gut zu unterstützen, ohne dabei die Verantwortung für die Situation zu verlassen.

Nach mehreren Runden sagt die Patientin, dass sie sich sehr wohl, sicher und geborgen fühle. Sie fühle sich vom Pferd und auch von der Situation getragen. Sie habe Vertrauen in das Pferd und in die Therapeutin und gleichzeitig den Eindruck, die Kontrolle über die Situation zu haben.

Daraufhin fragt die Therapeutin, ob sie sich vorstellen könne, noch mehr Kontrolle abzugeben, um noch mehr das Gefühl von Loslassen und Vertrauen erleben zu können. Die Therapeutin betont die Wichtigkeit, dass sie sich nicht unter Druck setzen soll, sondern es wichtig ist, eine freie Entscheidung zu treffen (= Selbstwirksamkeit und Selbstvertrauen). Die Patientin horcht in sich hinein und sagt, sie würde gerne ausprobieren, wie es wäre, auf dem Pferd zu liegen. Sie wisse nicht, ob das gut wäre,

aber sie könne ja jederzeit entscheiden, sich wieder hinzusetzen (= Selbstwirksamkeit und Selbstvertrauen). Das Pferd solle bei der Übung die ganze Zeit stehen.
Das Pferd wird daraufhin an einen geeigneten Platz gestellt und die Patientin legt sich auf den Pferderücken. Sie bleibt nur kurz liegen und setzt sich dann wieder auf, weil sie diese Position, auf dem Rücken des Pferdes liegend, sehr unbequem und »wackelig« empfindet.
Die Therapeutin stellt eine weiterführende, unterstützende Frage: »Darf ich Ihnen einen Tipp geben?« Die Patientin antwortet: »Ja, gerne.« Die Therapeutin fährt fort: »Dann versuchen Sie mal, sich vorsichtig umzudrehen und sich auf dem Bauch auf das Pferd zu legen. Die Arme können Sie dann an den Seiten am Pferd runterhängen lassen. Das ist sehr viel bequemer und nicht so wackelig.« Die Patientin antwortet: »Okay. Ich versuch's. Aber ob das besser klappt, muss ich mal sehen.« Die Therapeutin antwortet: »Ja, schauen Sie ganz in Ruhe und wenn es sich auch unbequem und unsicher anfühlt, setzen Sie sich wieder hin.«
Die Patientin dreht sich vorsichtig auf dem Pferd um und legt sich auf den Bauch, auf den Rücken des Pferdes. Die Arme lässt sie nach kurzer Zeit seitlich am Pferd herunterhängen und sagt: »Oh, wie schön!« Die Therapeutin gibt die Instruktion, dass sich die Patientin so viel Zeit nehmen soll, wie sie möchte und braucht, und dass sie die Situation in vollen Zügen genießen darf. Sie beobachtet die Patientin weiterhin genau, ob sie entspannt ist und das Ziel der Therapieeinheit erreichen kann. In diesem Fall wirkt die Patientin sehr entspannt und zutiefst zufrieden. Sie lächelt und hat einen sehr entspannten und glücklichen Gesichtsausdruck. Die Patientin liegt fast zehn Minuten so auf dem Pferderücken, bis sie wieder zum Sitzen kommt und sich immer noch glücklich lächelnd auf dem Pferd umdreht. »Es war wunderbar! Es war warm und weich! Ich habe mich total geborgen und sicher gefühlt, wie in Abrahams Schoß, als könne

mir nichts mehr etwas anhaben! Und ich wusste jederzeit, dass ich entscheiden kann, was mit mir passiert!«
Damit wurde das Ziel für diese Therapieeinheit sehr zufriedenstellend erreicht. Die Patientin konnte ein intensives Gefühl von Vertrauen in sich selbst, in die Beziehung (zum Pferd und zur Therapeutin) und in das, was das Leben ihr in diesem Moment angeboten hat, erfahren und mit einem nachhaltigen, positiven emotionalen Eindruck in ihren Alltag zurückkehren. Das Erlebte hat auf alle Ebenen des Verhaltens Einfluss, auf Denken, Fühlen und Handeln.
Die Patientin wird von der Therapeutin positiv verstärkt, indem diese das Erlebte noch einmal in Worte fasst, in das therapeutische Konzept einbindet, das erreichte Ziel benennt und das weitere Vorgehen als hoffnungsvollen Ausblick auf weitere,

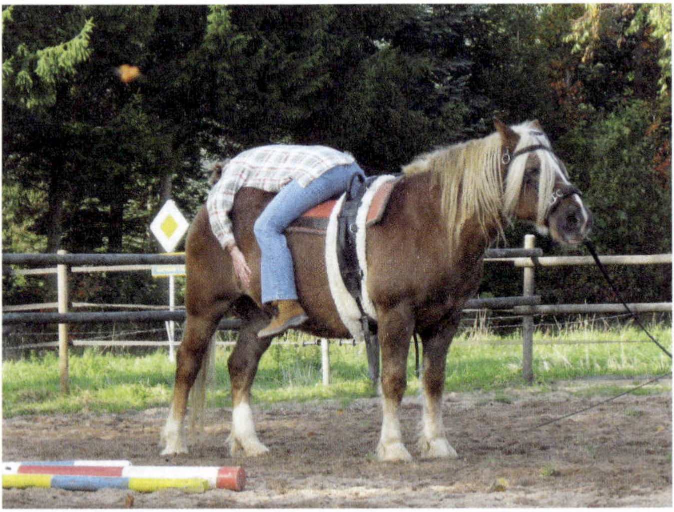

Die Patientin/Klientin liegt bäuchlings auf dem Rücken des Pferdes und genießt entspannt und voller Vertrauen das wohlige Gefühl der Geborgenheit und Sicherheit.

nachhaltige Veränderungen der Symptomatik der Patientin dargelegt.
Eine intensivere Nachbesprechung der Therapieeinheit findet in der darauffolgenden Therapiesitzung im Setting der Praxis statt.
Zum Abschluss bedankt sich die Patientin beim Pferd, streichelt es, gibt ihm ein Leckerli und entlässt es auf die Koppel.

ÜBUNGEN Therapieeinheit mit einer depressiven Patientin

Bei dieser Patientin wurde im Vorfeld an den vorhandenen Ressourcen gearbeitet, die als positive Verstärker und im Sinne des Aktivitätsaufbaus (→Kap. 4.2) der depressiven Symptomatik entgegenwirken können. In mehreren imaginativen Reisen zu ihrem inneren Kind wurden gezielt Ressourcen herausgearbeitet: Was hat ihr einmal Spaß gemacht, was konnte sie gut, was hat ihr gutgetan? Sie konnte diese Elemente in ihren Imaginationen nach langer Zeit noch einmal erleben, was bei ihr zu einer positiven, optimistischen und prospektiven Orientierung führte. Die Therapiemotivation stieg und sie war voller freudiger Erwartung, ihre wiederentdeckten Ressourcen mit dem Pferd auch in der Realität erleben zu können.

Zu Beginn der Therapieeinheit wird das Pferd wieder von der Koppel oder aus seinem Stall geholt und am Anbindeplatz geputzt. Das Prozedere ist wie im zuvor dargestellten Übungsbeispiel.
Das Pferd trägt ein Halfter mit einem langen Strick und einen Voltigiergurt.
Für die geplante Therapieeinheit wurde das Thema positive Ressourcen gewählt. Aus ihrer Kindheit erinnerte die Patientin, dass sie gerne ausgelassen gespielt und getobt und sich sehr viel bewegt hat. Dies wurde von der Mutter unterbunden: Die Patientin sollte ruhig und brav sein und sich »anständig benehmen«.

Die Patientin hatte gelernt, eigene Gefühle und Bedürfnisse zu unterdrücken, als falsch und unangemessen zu bewerten und sich anzupassen. Dieses Verhaltensmuster legte einen wesentlichen Grundstein für ihre depressive Symptomatik. Nun lernt sie mithilfe der inneren Kindarbeit, ihre eigenen Gefühle und Bedürfnisse wieder wahrzunehmen und zu beachten. Sie lernt, sich selbst anzunehmen und wertig zu fühlen, so wie sie ist.

Nachdem die Patientin das Pferd in die Reitbahn geführt hat, fragt die Therapeutin, was sie gerne mit dem Pferd machen möchte, was sie für Gefühle und Bedürfnisse hat, die sie in Verbindung mit ihrem inneren ausgelassenen Kind bringen könnten. Wichtig ist natürlich, darauf zu achten, dass die Vorschläge der Patientinnen/Klientinnen auch umsetzbar und gefahrlos durchführbar sind.

Die Patientin überlegt kurz und sagt, sie würde gerne einen Parcours aufbauen und zunächst mit dem Pferd durch diesen Parcours laufen, vielleicht später auch noch reiten.

Sie wird in ihrem Vorhaben von der Therapeutin bestärkt und baut ihren Parcours auf. Sie nimmt das Pferd dabei mit, spricht mit ihm, erzählt ihm, was sie plant und hat bereits dabei sichtlich Spaß. Das Pferd ist neugierig zugewandt, spiegelt den Spaß und beide bilden ein harmonisches Team. Das Pferd signalisiert der Patientin, dass das, was sie macht, toll ist und vermittelt ihr dabei, dass sie in Ordnung und liebenswert ist, so wie sie ist, im Gegensatz zu ihren ursprünglichen Erfahrungen.

Diese Erfahrung mit dem Pferd ist unendlich wertvoll für die Patientin. Die Therapeutin unterstützt die Patientin ebenfalls, indem sie sie »anfeuert« und ihr Gefallen an dem Geschehen äußert. Auch sie vermittelt der Patientin, dass sie gut und in Ordnung ist, so wie sie ist.

Für eine solche Arbeit ist es von Vorteil, ein Pferd zu haben, das selbst verspielt und neugierig ist, ohne dabei zu wild zu werden, um die Sicherheit gewährleisten zu können. Beim Aufbau des

Parcours sollte man ggf. Hilfestellung und/oder Rat geben, damit der Parcours auch ohne Probleme vom Pferd bewältigt werden kann. Somit garantiert man, dass die Therapieeinheit erfolgreich durchgeführt werden kann.
Nachdem die Patientin den Parcours mit dem Pferd aufgebaut hat, ist sie sehr stolz und strahlt das Pferd und die Therapeutin an. Nun beginnt sie, das Pferd durch den Parcours zu führen, zu laufen und zu hüpfen. Das Pferd trabt munter neben ihr her und bewältigt seine Aufgaben im Parcours mit Spaß und ohne Probleme. Die Patientin lacht und lobt das Pferd überschwänglich. Sie läuft mehrere Male und aus verschiedenen Richtungen mit dem Pferd ausgelassen durch den Parcours. Das Pferd lässt sich von der überschwänglichen Freude der Patientin anstecken und macht am Ende des Parcours ein paar Bocksprünge, über die sich die Patientin noch mehr freut. »Das ist einfach nur herrlich! Ich liebe dieses Pferd! Es ist genauso verrückt wie ich!«
Die Therapeutin verstärkt und bestätigt die Patientin, dass es wunderbar sei, sie so ausgelassen und glücklich zu sehen. Die Patientin umarmt das Pferd und sagt, dass sie es nun auf die Koppel bringen möchte, da es schöner nicht mehr werden könne. Sie fühle sich gesehen und angenommen und sie habe sich seit Jahren nicht mehr so gut gefühlt. Im Überschwang des Moments glaubt sie, dass sie sich ab jetzt nie wieder verleugnen werde und wem dies nicht passe, der könne sie mal »gern haben«.
Diese Therapieeinheit zeigt auf eindrückliche Weise, wie wertvoll die Arbeit mit dem Pferd sein kann, da Pferde emotionales Erleben und Umlernen ermöglichen, wie dies kaum in einem anderen therapeutischen Setting zu verwirklichen ist.
Auch diese Sitzung wird abschließend von der Therapeutin in das therapeutische Konzept eingebettet und das weitere Vorgehen als motivierender Ausblick mit auf den Weg, zurück in den Alltag gegeben.

4.19 Interpersonelle Diskrimination

4.19.1 Allgemeine Beschreibung

Bei der interpersonellen Diskrimination geht es darum, die Patientinnen/Klientinnen darin anzuleiten, verschiedene, ihre eigenen Reaktionen auslösende Personen und deren Verhalten unterscheiden zu lernen.

Viele Patientinnen/Klientinnen zeigen ganz bestimmte und immer wiederkehrende Verhaltensmuster, die in ihrer Konsequenz destruktiv sind, weil sie es als Reaktion auf das destruktive Verhalten ursprünglicher Bezugspersonen so gelernt haben. Ihre aus diesem Lernprozess erwachsene Erwartung, das Verhalten aller Sozialpartner ziehe ähnlich negative Konsequenzen nach sich, wie das in ihrer ursprünglichen Erfahrung mit prägenden Bezugspersonen der Fall war, bildet bestimmte Interaktions- und Verhaltensmuster aus, die beispielsweise eine Depression verstärken und aufrechterhalten können.

Das bedeutet, die Patientinnen/Klientinnen sollen lernen, dass z. B. das Verhalten der Therapeutin nicht gleichzusetzen ist mit dem Verhalten der ursprünglichen Bezugspersonen und daraus folgend ihre eigene Reaktion darauf nicht adäquat ist. Dabei fußt das Prinzip der negativen Verstärkung (= Wegfallen einer negativen Konsequenz).

Hat eine Patientin/Klientin beispielsweise in ihren ursprünglichen, prägenden Beziehungen gelernt, dass sie für das Äußern ihrer Bedürfnisse in der Regel getadelt und/oder dies ignoriert wurde, beginnt sie auch selbst, ihre Bedürfnisse als unangebracht, unerwünscht und falsch zu empfinden und/oder sie selbst gänzlich zu ignorieren. Sie wird dann die erlebte negative Reaktion auf das Äußern ihrer Bedürfnisse auch bei allen möglichen anderen Sozialpartnern voraussetzen und erwarten, so auch bei der Therapeutin.

Ziel der interpersonellen Diskrimination ist es, den Patientinnen/Klientinnen dieses Dilemma bewusst zu machen und zu lösen. Macht eine Patientin/Klientin in der Beziehung zur Therapeutin eine andere, positive Erfahrung, d.h. die erwartete negative Konsequenz fällt weg, wirkt dies negativ verstärkend und die Patientin/Klientin wird motiviert, sich selbst und andere Sozialpartner differenzierter zu betrachten, alternative Erfahrungen zuzulassen, zu erfahren und alternatives Verhalten aufzubauen. Mit anderen Worten: Die Patientin/Klientin kann lernen, dass es für viele Sozialpartner in Ordnung ist, wenn sie ihre Bedürfnisse äußert. Vor allem aber kann sie lernen, ihre Bedürfnisse selbst zu respektieren und ernst zu nehmen mit dem Fernziel, dies auch unabhängig von der Reaktion der jeweiligen Sozialpartner zu können.

Die interpersonelle Diskrimination eignet sich neben dem Einsatz in der Psychotherapie, im Setting eines Coachings, der Reittherapie und eventuell auch im heilpädagogischen Reiten.

CAVE Kontraindikationen

- akute Psychosen
- schwere bipolare Störungen
- schwere Borderline-, paranoide, schizotypische oder schizoide Persönlichkeitsstörungen
- akute Suizidalität

(nach Hartmann et al. 2015)

4.19.2 Arbeit mit dem Pferd

Wie können wir die interpersonelle Diskrimination nun in der Arbeit mit dem Pferd anwenden? Ich sage nur: Ganz wunderbar! Das Pferd agiert und reagiert stets direkt, ehrlich, nicht wertend und vor allem eindeutig, nie zweideutig! Das ermöglicht eine sehr direkte und eben eindeutige, wertfreie Erfahrung der eigenen Person in der Interaktion mit dem Sozialpartner Pferd und ebenso eine eindeutige Möglichkeit zur interpersonellen Diskrimination (auch wenn die »Person« in dem Fall ein Pferd als Sozialpartner ist).

Bereits in der diagnostischen Phase zeigt uns die Interaktion mit dem Pferd zahlreiche mögliche Verhaltensmuster der Patientinnen/Klientinnen, die mit der interpersonellen Diskrimination bearbeitet werden können. Weitere Hinweise wird uns die Verhaltensanalyse (→ auch Kap. 4.37) liefern.

Sind bestimmte Muster deutlich, können wir die Patientinnen/Klientinnen darin anleiten, zu lernen, dass sich die Absichten des Pferdes weit von denen ihrer ursprünglichen Bezugspersonen unterscheiden. Ihre Reaktion auf ein bestimmtes Verhalten des Pferdes, das sie als bekannte, negative Konsequenz auf ihr eigenes Verhalten interpretieren, ist daher unangemessen und falsch. Dazu ein Beispiel:

FALLBEISPIEL

Eine Patientin putzt das Therapiepferd. Das Pferd wendet sich immer wieder von ihr ab und schaut in eine andere Richtung (es schaut sich beispielsweise nach den anderen Pferden um oder nach der Therapeutin als seiner Bezugsperson). Die Patientin wird missmutig und ist in sich gekehrt. Auf Nachfragen äußert sie die Vermutung, das Pferd möge sie nicht, sie mache bestimmt etwas falsch beim Putzen, weil es sich immer wieder von ihr abwende und sie nicht beachte. Am liebsten würde sie das Putzen beenden. Die Therapie mit dem Pferd sei sicher nichts für sie.

Man erkennt das destruktive Verhalten der Patientin und ihre Missinterpretation der Situation aufgrund früherer Erfahrungen mit Bezugspersonen. Anhand dieser Situation kann man nun die Patientin sehr einfach anleiten, eine interpersonelle Diskrimination durchzuführen. Es ist oft sehr viel leichter, dies mit dem Verhalten des Pferdes zu tun, das man den Patientinnen/Klientinnen deutlich und eindeutig erklären kann, als ein Beispiel aus der Beziehung Patientin – Therapeutin zu nehmen. Dem Pferd vertrauen sie oft sehr viel schneller und tiefer als einer Therapeutin (»Sie sagen jetzt, Sie mögen mich, aber ich weiß ja gar nicht, ob das auch stimmt!«).

In unserem Beispiel wurden mit der Patientin die ursprüngliche Erfahrung und deren typische auslösende Situation in weiteren Gesprächen im Setting der Praxis herausgearbeitet. Es zeigte sich, dass die Mutter der Patientin diese zwar gut versorgt hatte, sich aber nie für deren Bedürfnisse, Gefühle und Belange interessierte und ihr keine körperliche Zuwendung geben konnte. Wenn die Patientin z. B. mit ihrer Mutter kuscheln wollte, hatte diese immer etwas anderes, »wichtigeres« zu tun und wandte sich von der Patientin ab. Die Patientin schlussfolgerte daraus, die Mutter habe sie nicht lieb und sie selbst mache bestimmt etwas falsch, weil die Mutter sie regelmäßig zurückwies.

Diese Schlussfolgerung hatte die Patientin auch auf das Verhalten des Pferdes angewandt, was ein aversives Gefühl nach sich zog und die Patientin dazu bewog, sich innerlich zurückzuziehen, an sich zu zweifeln und die ganze Situation und damit die Beziehung infrage zu stellen. Mit diesem Verhalten macht sie zufriedenstellende Beziehungen sehr schwer bis unmöglich und fördert Einsamkeit, Selbstzweifel und Depression.

Die Korrektur bzw. die eigentliche Diskriminationsübung liegt bei diesem Fallbeispiel in einer realen Betrachtung der Situation, zu welcher die Therapeutin die Patientin anleitet und dies mit beruhigenden Versicherungen (→ Kap. 4.5) und Erklärungen ergänzt. Die Therapeutin erklärt das Verhalten des Pferdes, das gar nichts damit zu tun hat, dass es die Patientin nicht mögen oder sie etwas falsch machen würde. Die Patientin kann dann Ideen entwickeln, warum das Pferd in eine andere Richtung geschaut und die Aufmerksamkeit von ihr abgewendet hat. Sie wird auch angeleitet, ihr eigenes Verhalten beim Putzen des Pferdes zu betrachten. Die Therapeutin verstärkt dies und ergänzt ggf. mögliche Erklärungen sowohl zum Verhalten des Pferdes als auch zum Verhalten der Patientin beim Putzen des Pferdes.

Auf der Erlebnisebene kann man die Diskriminationsübung verfestigen sowie alternatives Verhalten aufbauen und etablieren, indem man das Putzen des Pferdes unter den veränderten inneren Voraussetzungen bei der Patientin wiederholt bzw. fortführen lässt und das Ergebnis im Anschluss erneut bespricht. Der erwünschte Erfolg ist eingetreten, wenn die Patientin eine negative Verstärkung ihres veränderten inneren Verhaltens erfährt. Das heißt, wenn die negative Konsequenz wegfällt und sie nicht mehr das Gefühl hat, das Pferd möge sie nicht und sie mache etwas falsch, sondern das Pferd »möge« sie erst einmal unvoreingenommen, wie alle Sozialpartner, mit denen es interagiert, und sein Wegschauen signalisiere keinesfalls ein Desinteresse oder »nicht Mögen« ihr gegenüber und schon gar nicht, dass sie etwas falsch mache, denn das würde das Pferd ganz anders zeigen.

Diese Art der Diskriminationsübung kann und sollte man in verschiedenen Situationen in der Interaktion mit dem Pferd durchführen. Es bleibt der Fantasie der Therapeutinnen überlassen, alle möglichen Szenarien gezielt herbeizuführen, in denen eine dem Thema der jeweiligen Patientinnen/Klientinnen entsprechende Diskriminationsübung angeleitet und durchgeführt werden kann.

Auch hier ist ein Generalisierungseffekt zu erwarten. Der Erfolg der Übungen kann wieder durch entsprechende Hausaufgaben vertieft werden, welche die Patientinnen/Klientinnen in ihrem Alltag und mit allen möglichen Sozialpartnern durchführen können. Dabei ist jede Hausaufgabe genau zu planen und muss in der Instruktion klar und deutlich umrissen sein, damit sich der angestrebte Erfolg auch einstellen kann (→Kap. 4.14).

4.20 Kognitionsevozierung

4.20.1 Allgemeine Beschreibung

Kognitionsevozierung bedeutet das Erkennen von Kognitionen und dabei im Besonderen das Erkennen von automatischen Gedanken (Beck et al. 1996).

Am bekanntesten ist diese Methode in der kognitiven Therapie von Depressionen. Sie findet aber auch bei anderen Störungsbildern Anwendung, bei denen automatische Gedanken zu negativen Erwartungen, negativen, d. h. aversiven Emotionen und zu destruktivem Verhalten führen. Die negative Sicht bezieht sich dabei oft auf die eigene Person, aber auch auf die Umgebung, andere Personen und zukünftige Ereignisse.

Die Methode der Kognitionsevozierung bietet sich neben dem Einsatz in der Psychotherapie im Setting eines Coachings, der Reittherapie und eventuell auch im heilpädagogischen Reiten an.

CAVE Kontraindikationen

Kontraindiziert erscheint diese Methode bei psychotischen Patientinnen/Klientinnen.

4.20.2 Arbeit mit dem Pferd

In der Arbeit mit dem Pferd kann man die Kognitionsevozierung gut einsetzen. Dabei erleichtert das Pferd die Bearbeitung der gestellten Aufgabe auf spielerische Art und Weise, da diese Methode sonst doch eher sehr trocken und theoretisch ist.

Als Übungsbeispiel soll die Situation aus dem vorherigen Kapitel zur interpersonellen Diskrimination herangezogen werden (→ Fallbeispiel in Kap. 4.19.2). Wenn man ein Verhalten bei den Patientinnen/Klientinnen erkennt, das zu aversiven Gefühlen bei ihnen führt, kann neben der interpersonellen Diskrimination auch eine Kognitionsevozierung durchgeführt werden. Man sollte natürlich nicht beide Methoden gleichzeitig anwenden, da dies die Patientinnen/Klientinnen verwirren und überfordern könnte.

FALLBEISPIEL Fortsetzung aus Kap. 4.19.2

Möchte man die automatischen Gedanken der Patientin im o. g. Fallbeispiel herausarbeiten, fragt man gezielt nach den Gedanken, welche die Patientin während des Putzens des Pferdes hatte. Dabei lenkt man die Fragestellungen immer gezielter auf mögliche automatische Gedanken. Im vorliegenden Fall waren die automatischen, sich immer wiederholenden Gedanken: »Keiner mag mich! Ich mache eh nichts richtig! Ich bin ein Versager! Das wird eh nichts! Das hat doch alles keinen Sinn! Ich werde nie auf einen grünen Zweig kommen! Am besten lasse ich es gleich!« Im Hintergrund findet sich ein gedankliches Grundmuster: »Ich bin nicht liebenswert! Ich bin nicht gut genug! Ich bin nichts wert!«

Auch hierbei bietet es sich wieder an, den Patientinnen/Klientinnen als Hausaufgabe aufzugeben, ihre automatischen Gedanken während ihres Alltags, in entsprechenden Situationen, zu beobachten und zu protokollieren (→Kap. 4.14).

Können die Patientinnen/Klientinnen ihre automatischen Gedanken und die dahinterliegenden kognitiven Grundmuster erkennen und verstehen sie auch die Auswirkungen auf ihr Verhalten auf allen Ebenen, ist es an der Zeit, diese Kognitionen zu verändern und somit alternatives Erleben und Verhalten zu entwerfen, umzusetzen und zu etablieren. Dies erreicht man mit der Methode der kognitiven Neubenennung und Umstrukturierung, zu der wir im nun folgenden Kapitel kommen.

4.21 Kognitives Neubenennen und Umstrukturieren

4.21.1 Allgemeine Beschreibung

Das kognitive Neubenennen und Umstrukturieren ist ein sehr gängiges und wirksames Interventionsverfahren der Kognitiven Verhaltenstherapie. Es beinhaltet den Vorgang des Erkennens destruktiver und automatischer Gedanken (→Kap. 4.20) und Gedankenmuster, die Prüfung dieser Gedanken und Gedankenmuster auf ihren Realitätsgehalt sowie das anschließende Neubenennen alternativer, konstruktiver Gedanken und Gedankenmuster sowie deren Etablierung.

Das Neubenennen der Gedanken zieht eine Veränderung im emotionalen Erleben nach sich. Ist es zuvor aversiv und mit negativen Konsequenzen im und aus dem Verhalten verbunden, so soll es nach der Umstrukturierung positiv sein und entsprechend positive Konsequenzen nach sich ziehen. Dies wirkt wiederum negativ verstärkend (Wegfallen von negativen Konsequenzen) oder auch direkt positiv verstärkend, wenn es positives Erleben ermöglicht.

Typische »kognitive Fehler« sind z. B. Katastrophisierungen, unrealistische Verzerrungen, Überinterpretationen, irrationale Gedanken, Generalisierungen, Schwarz-Weiß-Denken, Ich-muss-Denken, Schlussfolgerungen aufgrund fehlender Beweise, negative Erwartungen, sowie die im vorhergehenden Kapitel beschriebenen automatischen Gedanken.

Das kognitive Neubenennen und Umstrukturieren ist ein sehr gängiges Verfahren in der Psychotherapie, es kann aber auch im Setting eines Coachings, der Reittherapie und des heilpädagogischen Reitens angewandt werden, wenn die Therapeutinnen sich entsprechend weitergebildet haben.

Das Verfahren kommt bei praktisch allen Störungsbildern des neurotischen Formenkreises und auch bei Suizidalität zum Einsatz, aber auch bei ausgewählten Problemstellungen bei psychiatrischen Erkrankungen.

CAVE Kontraindikationen

- psychotische Erkrankungen, besonders im akuten Zustand
- mangelnde Compliance seitens der Patientinnen/Klientinnen
- akute Krisensituationen
- fehlende tragfähige therapeutische Beziehung

4.21.2 Arbeit mit dem Pferd

Wenn wir das Beispiel mit der Patientin aus Kapitel 4.19, die das Pferd putzt, unter dem Aspekt der kognitiven Umstrukturierung weiter verfolgen, wird auch hier das Pferd die Arbeit positiv unterstützen und vor allem alternatives Verhalten, das eine kognitive Umstrukturierung nach sich ziehen wird, positiv spiegeln und somit direkt erlebbar verstärken. Über die positive Verstärkung können wir das alternative Verhalten nachhaltig etablieren.

FALLBEISPIEL Fortsetzung aus Kapitel 4.19.2

Die Patientin war ja der Meinung, das Pferd möge sie nicht und sie mache mal wieder alles falsch. Im Hintergrund standen Gedanken wie: »Ich bin nichts wert, ich bin nicht liebenswert, ich bin ein Versager«. Zur Bearbeitung sollte einer dieser Gedanken herausgegriffen werden.

Haben wir »Das Pferd mag mich nicht, weil ich nicht liebenswert bin« ausgewählt, beginnen wir mit der Patientin einen Disput über diese Annahme. Das Pferd ist dabei zunächst motivierender Statist. Wir prüfen die Annahmen, woraus die Patientin schließt, dass sie nicht liebenswert ist, auf ihren Realitätsgehalt und leiten die Patientin an, den »kognitiven Fehler« zu erkennen, in diesem Fall eine Generalisierung, Katastrophisierung, irrationale Verzerrung und Überinterpretation. Das Konzept der kognitiven Fehler muss der Patientin natürlich vorher vermittelt worden sein.

Wir leiten die Patientin an, die Situation realistisch einzuschätzen und alternative realistische Gedanken zu entwerfen, z. B. so: »Das Pferd ist wertneutral. Es wendet sich mir positiv zu, wenn es mich als klares Gegenüber wahrnimmt. Nicht jedes Abwenden, auch bei Menschen, bedeutet gleich, dass mich jemand nicht mag oder dass ich etwas falsch mache. Das ist ein kognitiver Fehler, eine Schlussfolgerung aufgrund ungenügender Beweise und eine Übergeneralisierung! Es gibt ganz viele andere Möglichkeiten, die ich alle betrachten sollte, um ein realistisches Bild von der Situation zu bekommen. Es können mich gar nicht alle mögen! Ich mag ja auch nicht alle! Wenn ich jemanden mag, kann ich mir sicher sein, dass er mich auch mag

und umgekehrt. Und das ist auch in Ordnung! Mich muss nicht jeder mögen! Ich weiß, was ich wert bin!«
Nachdem die Patientin ihren Denkfehler erkannt hat, wird sie angeleitet, alternative Gedanken über die Situation zu entwickeln, so wie es gerade dargestellt wurde. Um das alternative Denken zu festigen und zu etablieren und positive Konsequenzen aus dem veränderten Verhalten der Patientin zu ziehen, lässt man z. B. Führübungen, wie sie im Kapitel 4.3 »Aufbau sozialer Kompetenzen« beschrieben wurden, ausführen. So kann die Patientin erleben, dass das Pferd sie respektiert und sich ihr wohlwollend zuwendet, wenn sie ein klares Gegenüber darstellt.

An diesem Beispiel wird deutlich, dass die verschiedenen Methoden häufig ineinandergreifen und viele Übungen denselben therapeutischen Prozess unterstützen können. Besonders die unterschiedlichen kognitiven Methoden ergänzen oder bedingen sich sogar gegenseitig.

Natürlich ist es gut, eine entsprechende Ausbildung für die verschiedenen Interventionsmethoden zu haben. Aber wenn man sich etwas ausführlicher mit den kognitiven Methoden auseinandersetzt, kann man auch als Nichtverhaltenstherapeutin durchaus einige Elemente aus diesen Verfahren in der therapeutischen Arbeit mit dem Pferd erfolgreich einsetzen und manchen Klientinnen eine, über das Pferd, gut nachvollziehbare Alternative zu ihrem bisherigen, eher destruktiven Verhalten vermitteln. Kognitive Fehler unterlaufen nämlich sehr vielen Menschen, also nicht nur Menschen mit einem nachgewiesenen Störungsbild. Letztere machen diese Fehler nur ausgeprägter und nachhaltiger oder sogar ausschließlich.

4.22 Kooperationsanalyse

4.22.1 Allgemeine Beschreibung

Die Kooperationsanalyse besagt, dass es wichtig ist, als Therapeutin die Kooperation der Patientinnen/Klientinnen gut im Auge zu behalten. Nur so können wir positive Ergebnisse in einer Therapie erzielen und erwarten.

Gute Indikatoren für eine positive Kooperation sind sorgfältig und nachhaltig ausgeführte Hausaufgaben und die regelmäßige, aktive Teilnahme an den Therapieeinheiten.

Die Kooperationsanalyse ist in allen therapeutischen Settings mit dem Pferd ratsam, um entsprechende Therapieerfolge erzielen zu können.

4.22.2 Arbeit mit dem Pferd

Die Arbeit mit dem Pferd fördert die Kooperationsbereitschaft der Patientinnen/Klientinnen ungemein. Sie kann auch die therapeutische Beziehung intensiv fördern und festigen. Das Pferd ist ein wunderbarer Motivator, mit Freude und fast spielerisch Neues zu entdecken, zu erlernen und zu etablieren. Es fördert den Verstärkeraufbau, ohne dass wir viel dafür tun müssen, und ermöglicht das direkte Erleben von Entdecken, Lernen und Umlernen auf allen Ebenen des Verhaltens, im Denken, Fühlen und Handeln.

4.23 Löschung

4.23.1 Allgemeine Beschreibung

Als Löschung wird ein Vorgang bezeichnet, dem das Modell des operanten Lernens zugrunde liegt. Dieses Modell besagt, dass ein Verhalten häufig gezeigt wird, wenn es konsequent oder intermittierend positiv verstärkt wird. Fällt die positive Verstärkung dauerhaft weg, wird das Verhalten weniger oft und irgendwann gar nicht mehr gezeigt, d. h. gelöscht.

Auf das Verhalten einer Patientin/Klientin bezogen hieße das: Wenn die positive Konsequenz auf ein erlerntes Verhalten wegfällt, verändert die Patientin/Klientin ihr Verhalten und baut alternatives Verhalten auf. Dies kann in der Arbeit mit dem Pferd z. B. dann interessant sein, wenn eine Patientin/Klientin ein Verhalten aufgebaut hat, sich stets an ihr soziales Gegenüber anzupassen, um gemocht zu werden oder um Dank oder Lob zu erhalten. Stellt sie dabei eigene Gefühle und Bedürfnisse zu sehr in den Hintergrund oder unterdrückt sie diese gar ganz, besteht die Gefahr, dass sie eine psychische Störung entwickelt und es sinnvoll ist, dieses Verhaltensmuster zu verändern. Dann kann die Löschung, als eine von mehreren Interventionen, zum Einsatz kommen. Das Pferd ist dabei besser als alle anderen Sozialpartner geeignet, da es konsequent, unbestechlich, klar und wertneutral das Verhalten der Patientin/Klientin spiegelt und alternatives, konstruktives Verhalten positiv verstärken wird. Dieses kann dann anstelle des destruktiven Musters erlernt und etabliert werden. Wenn man diesen Prozess aktiv und für die Patientinnen/Klientinnen transparent begleitet, werden diese das Wegfallen der gewohnten positiven Konsequenz auch nicht als Bestrafung empfinden. Sie können ohne weitere aversive Gefühle ein destruktives Verhaltensmuster abbauen und ein konstruktives, alternatives Verhaltensmuster aufbauen.

Dieses Verfahren bietet sich in allen Settings der therapeutischen Arbeit mit dem Pferd an, wieder vorausgesetzt, die Therapeutinnen haben sich mit dem theoretischen Hintergrund der Intervention eingehend beschäftigt.

CAVE Kontraindikationen

- autoaggressives Verhalten
- Gefahr von unkontrollierbaren Frustrationsreaktionen

(nach Hautzinger 2015b)

4.23.2 Übungen mit dem Pferd

Zeigt eine Patientin/Klientin das oben beschriebene Verhaltensmuster, würde sie z. B. versuchen, das Pferd durch besondere Freundlichkeit, Nachgiebigkeit, die übertriebene Gabe von Leckerlis, das Auslassen von notwendigen Grenzen oder durch Überfürsorge zur Mitarbeit zu bewegen.

Lassen sich Menschen durch ein solches Verhalten möglicherweise »kaufen«, geht das beim Pferd nicht. Es wird auf diese unklaren Signale mit Ignoranz und Ungehorsam reagieren und keine oder nicht ausreichende Kooperation zeigen. Die gewohnte und erwartete positive Konsequenz des angepassten Verhaltens bleibt also aus. Das Pferd wird dies auch bis zum »Nimmerleinstag« weiter so beibehalten, sodass wir uns auf eine konsequente Abfolge der Reaktion auf das Verhalten der Patientin verlassen können.

Ich kommuniziere Inhalt, Sinn und Zweck der Intervention mit den Patientinnen/Klientinnen so deutlich, damit sie sehr bewusst ausprobieren können, welche Folgen ihr Verhalten eigentlich hat.

Denn in letzter Konsequenz zeigen menschliche Sozialpartner auf Dauer ähnliche Reaktionen wie das Pferd, nur kommunizieren die Menschen die Reaktionen nicht offen und direkt, sodass bei Patientinnen/Klientinnen weiterhin der Eindruck des Erfolges des eigenen Verhaltens bestehen bleiben kann. Ein Mensch der sich sehr angepasst verhält und die eigenen Gefühle und Bedürfnisse zurückstellt, ist für viele sehr bequem, er ist manipulierbar und kann für die eigenen Bedürfnisse benutzt werden, sodass das angepasste Verhalten zwar oft positiv verstärkt wird, jedoch auf Dauer werden auch die menschlichen Sozialpartner das angepasste Gegenüber nicht richtig ernst nehmen und ihm weder Achtung, wirkliche Wertschätzung noch aufrichtigen Respekt entgegenbringen. Der überangepasste Mensch »bleibt auf der Strecke«!

ÜBUNGEN

Um den Vorgang der Löschung zu praktizieren, bietet sich, in etwas abgewandelter Form, wieder unsere Führübung aus dem Kapitel zum Aufbau sozialer Kompetenzen an (→ Kap. 4.3.2).

Dieses Mal lassen wir die Patientin/Klientin immer wieder versuchen, das Pferd zu führen, d. h. wir wiederholen den »Misserfolg« so lange, bis sie deutlich fühlt, dass sie mit ihrem Verhalten nicht weiter kommt, bis sie selbst nach Hilfe fragt und deutlich rückmeldet, dass sie fühlen und verstehen kann, dass das gezeigte Verhalten nicht produktiv ist.

Dies erfolgt in der Regel recht schnell, sodass die Patientinnen/Klientinnen nicht unnötig lange dem Misserfolg ausgesetzt sind. Ziel ist es, dass sie ihr eigenes Verhalten ehrlich infrage stellen. Das geht zwar über das rein operante Lernmodell hinaus, da es bewusste kognitive Prozesse einbezieht, dadurch kann das neu Erlernte jedoch sehr viel produktiver und nachhaltiger verankert werden.

Alsdann wird unserer Patientin/Klientin selbstsicheres, alternatives Verhalten erklärt. Sie wird angeleitet, dieses alternative

Verhalten auszuprobieren, so wie es oben beschrieben wurde. Das alternative Verhalten wird eine positive Konsequenz nach sich ziehen, nämlich dass das Pferd willig und interessiert kooperiert, Respekt zeigt und gehorsam nachfolgt.

MERKE
An dieser Stelle sei darauf hingewiesen, dass man mit dem Löschen von bestehenden Verhaltensmustern und dem Aufbau alternativer Verhaltensmuster immer die existierenden Sozialbeziehungen der Patientinnen/Klientinnen auf eine harte Probe stellt, da die bis dahin bekannten Muster in der Beziehung unterbrochen werden und möglicherweise keine Gültigkeit mehr besitzen. Das kann zu großen Problemen in den bestehenden Beziehungen führen und muss klar kommuniziert werden; es ist wichtig, die Patientinnen/Klientinnen dahingehend aufzufangen sowie konstruktive Lösungswege aufzuzeigen und zu erarbeiten. Ansonsten könnte ihre Compliance darunter leiden und schlimmstenfalls kommt es zum Therapieabbruch. Wo es möglich und erwünscht ist, sollte man die Beziehungspartner der Patientinnen/Klientinnen kurzfristig in die Therapie einbeziehen und gemeinsam Lösungen erarbeiten.

4.24 Modelllernen

4.24.1 Allgemeine Beschreibung

Das Modelllernen besagt, dass Patientinnen/Klientinnen aus Beobachtung eines anderen Menschen, oder eben auch eines Tieres, etwas für ihr eigenes Verhalten lernen und übernehmen können.

Man unterscheidet zwei Phasen: die des Beobachtens und der Aneignung von Verhaltensalternativen und die Durchführungsphase, in der das beobachtete und angeeignete Verhalten in eigenes Verhalten überführt wird. Dabei spielen die Spiegelneurone eine wichtige Rolle, mit deren Hilfe wir uns beobachtetes Verhalten zu eigen machen können. Der Lernprozess kann zusätzlich durch Imaginationsübungen und kognitive Methoden vertieft werden.

Wenn ein bestimmtes Verhalten bei den Patientinnen/Klientinnen bereits vorhanden ist, sie es aber z.B. aus Angst nicht zeigen, handelt es sich beim Modelllernen nicht um das Beobachten und Aneignen neuer Fertigkeiten, sondern um die erneute Durchführung bereits bekannter Fertigkeiten. Am Modell lernen die Patientinnen/Klientinnen in diesem Fall, dass die Handlung ohne die befürchteten negativen Konsequenzen ausgeführt werden kann. Sie können dadurch motiviert werden, das bereits bekannte Verhalten erneut zu zeigen und ihre Angst sowie das Vermeidungsverhalten bezüglich dieser Fertigkeiten abzubauen.

MERKE

Wir sollten uns als Therapeutinnen bewusst sein, dass wir praktisch ständig unter Beobachtung der Patientinnen/Klientinnen stehen und somit auch immer als Modell dienen. Deshalb sind gute Psychohygiene und regelmäßige Supervision der Therapeutin von großer Bedeutung und Wichtigkeit!

Das Modelllernen hat einen nicht unwesentlichen Anteil an jeder Psychotherapie, aber genauso kann und sollte es vielleicht sogar als bewusstes Element in jeder anderen therapeutischen Arbeit, eben auch mit dem Cotherapeuten Pferd als möglichem Modell, reflektiert und eingesetzt werden.

Es sind keine Kontraindikationen bekannt.

4.24.2 Übungen mit dem Pferd

So wie wir als Therapeutinnen den Patientinnen/Klientinnen als ständiges Modell dienen, so tun es natürlich auch die Pferde, und zwar sehr eindrücklich und nachhaltig! Viele Patientinnen/Klientinnen hatten vor der Therapie noch keinen oder nur wenig Kontakt mit Pferden und sind per se von den großen, eleganten und starken Tieren fasziniert, sodass sie sie ohne große Anstrengung und mit viel Freude und Interesse von sich aus sehr intensiv beobachten. Das Erlebte prägt sich als neue Erfahrung stark ein. Man ahnt schon, welch umfangreiche Möglichkeiten uns diese Tatsachen bieten, ohne dass wir uns groß anstrengen oder dies als therapeutische Intervention deklarieren müssten. Wir sollten uns aber sehr wohl dieser Tatsache immer bewusst sein, sie sorgfältig verfolgen, geschickt einsetzen und ggf. durch weitere Interventionen fördern und festigen. Natürlich können wir auch ganz gezielt das Verhalten des Pferdes beobachten lassen und von den Patientinnen/Klientinnen in eigenes Verhalten überführen lassen.

Ich möchte vorab einige Beispiele nennen, bei denen das Pferd als Modell dient, bevor ich exemplarisch eine Therapieeinheit zum Modelllernen vorstelle.

Das Pferd dient zunächst schon durch seine imposante Erscheinung als Modell, die eigene Stärke, Anmut, Durchsetzungskraft oder auch Schönheit wiederzuentdecken und zu reaktivieren. Es dient auch durch seine direkte und unvoreingenommene, wertfreie Ehrlichkeit, mit der es auf das Verhalten anderer reagiert, als positives Modell für eine gelungene Kommunikation und sozial kompetentes Verhalten. Das Pferd demonstriert Selbstwert, Selbstvertrauen und Selbstsicherheit. Es zeigt wertfreie Empathie, was nicht immer bedeutet, dass es nur nett und freundlich ist. Das Pferd setzt eindeutige Grenzen, kann sich aber auch wertfrei unterordnen. Es zeigt spontane Lebensfreude, genauso wie Leid und Angst, ohne in dem jeweiligen Gefühl unnötig zu verharren oder gar in eine Opferrolle zu schlüpfen. Das Pferd weiß seine Bedürfnisse auf adäquate Weise zu äußern und zu befriedigen, es kann aber auch ohne Groll geduldig warten, bis es an der Reihe ist.

Einen sehr wichtigen Part beim Modelllernen kann das Fluchtverhalten des Pferdes übernehmen. Angstpatientinnen können vom Pferd lernen, dass Angst und Angstreaktionen in ihrer Schutzfunktion zunächst gut und sinnvoll sind, aber auch, dass sie konstruktiv bewältigt werden können. Ein Pferd wird unter normalen Umständen nicht kopflos fliehen, wenn es Angst hat. Es flieht zunächst ein Stück, bringt sich sozusagen auf Abstand zum angstauslösenden Objekt, dreht dann aber um und betrachtet das Objekt aus sicherer Entfernung, um zu entscheiden, ob es weiter fliehen muss oder sich dem Objekt neugierig zuwenden kann (es sei denn, ein Raubtier wäre hinter ihm her, dann würde es konsequent fliehen, was ja auch sinnvoll wäre). Für viele Angstpatientinnen gibt es nur die Option der Flucht bzw. der Vermeidung als eine spezielle Art der Flucht, die generalisiert. Das Verhalten des Pferdes als Modell kann einen neuen Umgang mit der eigenen Angst anstoßen, der dann mithilfe weiterer Interventionsmethoden ausgearbeitet und angeeignet werden kann.

Als Übungsbeispiel soll eine Therapieeinheit mit einer sozial unsicheren und depressiven Patientin dienen. Ziel ist es, das sozial kompetente Verhalten der Pferde als Modell zu erleben, um es später auf das eigene Verhalten zu übertragen oder bestehende Ressourcen zu reaktivieren. Dafür können kognitive und imaginative Methoden einbezogen werden.

ÜBUNGEN

Als Setting für diese Übungseinheit wird das Beobachten einer Pferdeherde genommen. Es sollten wenigstens drei, besser mehr Pferde sein. Im vorgestellten Fall konnten wir eine Herde von zehn Stuten beobachten. Die Pferde bewegen sich frei auf einer Weide. Patientin und Therapeutin stehen zunächst außerhalb der Weide am Zaun. Wenn die Patientin, wie in diesem Fall, keine Angst vor den Pferden hat und es sich um eine verträgliche, gut einschätzbare Herde handelt, kann man im Verlauf der Übung auf die Weide gehen und sich zwischen den Pferden und damit innerhalb der Herde bewegen.

Die Patientin bekommt die Instruktion, die Pferde in ihrem Verhalten untereinander genau zu beobachten. Dabei unterstützen wir sie in ihren Beobachtungen durch gezielte Fragen, z. B.: »Welche, glauben Sie, ist die Leitstute in dieser Herde? Woran erkennen Sie das? Welches Verhalten zeigt die Leitstute den anderen gegenüber? Erkennen Sie Pferde, die miteinander ›befreundet‹ sind? Woran erkennen Sie das? Wie zeigen die Pferde untereinander Zuneigung? Wie zeigen die Pferde ihre Grenzen auf? Ist das Aufzeigen einer Grenze ›schlimm‹ für das andere Pferd?«

Die Fragen orientieren sich an dem, was die Herde anbietet, und natürlich an den Problemen der Patientin, die bearbeitet werden sollen, in diesem Fall soziale Ängstlichkeit, Probleme mit Nähe und Grenzen, die Neigung, in eine Opferrolle zu schlüpfen, und eine unklare Kommunikation. Ziel der Beobachtung ist, am Modell Pferd zu lernen, zu den genannten Problembereichen alternatives Verhalten zu entdecken, auf die eigene Person und die eigene Situation zu übertragen und sich infolgedessen anzueignen.

Dafür sind weiterführende Interventionsverfahren, wie kognitive Umstrukturierung, kognitives Neubenennen, emotionales Neubenennen, imaginative Übungen und konkrete Verhaltensübungen, evtl. mit Rollenspielen oder im sozialen Kompetenztraining mit dem Pferd, notwendig. Die kognitive Umstrukturierung und Neubenennung kann bereits in dieser Beobachtung und dem sich daraus ergebenden Gespräch über das Verhalten der Pferde einfließen.

Eine solche Beobachtung und das damit verbundene Gespräch wird uns auch wieder mannigfaltige diagnostische Informationen über das Denken, Fühlen und Handeln der Patientin liefern, die uns in einem anderen Setting nicht so leicht und deutlich vor Augen geführt werden würden. Um nur ein Beispiel bei der vorgestellten Patientin zu nennen: »Wenn ich Grenzen bei anderen mir gegenüber spüre, fühle ich mich sofort zurückgewiesen und denke, dass man mich nicht mag!«

MERKE

An diesem Übungsbeispiel zeigt sich noch einmal sehr deutlich, wie sehr die einzelnen Interventionsmethoden ineinanderfließen und dass praktisch jede Übungseinheit auch wertvolle diagnostische Informationen bereithält. Die Arbeit mit dem Pferd ist sehr vielschichtig und verlangt von den Therapeutinnen eine hohe Konzentration, Selbstreflexion, Beobachtung der gesamten Triade Pferd, Patientin, Therapeutin sowie Flexibilität und Kompetenz. Aber genau das macht auch den großen Reiz dieser Arbeit aus!

ÜBUNGEN

Für die hier vorgestellte Übung greife ich eine Sequenz heraus. Die Patientin stellt mit Erstaunen fest, dass eine Stute eine andere Stute vom Wasser vertreibt, um selbst zu trinken. Sie beobachtet, dass die rangniedrigere Stute bereitwillig zur Seite weicht und die ranghöhere Stute trinken lässt, um danach selbst wieder zu trinken. Anschließend stellt sie mit noch größe-

rem Erstaunen fest, dass die beiden Stuten ausgiebig gegenseitige Fellpflege betreiben.
Auf Nachfragen der Therapeutin stellt die Patientin Folgendes fest: »Die rangniedere Stute war offenbar gar nicht böse, dass sie weggehen musste, und hat das sofort akzeptiert, obwohl die ranghöhere Stute nun wirklich nicht gerade freundlich war!« Die Therapeutin unterstützt die Patientin modellhaft: »Ja, genau, die rangniedere Stute weicht auf das klare Signal der ranghöheren Stute bereitwillig zur Seite. Sie ist weder verletzt noch böse deswegen und die ranghöhere Stute hat es auch nicht böse gemeint. Sie war auch nicht unfreundlich. Sie hat nur ihre höhere Position klar und deutlich vertreten, und das ist für die rangniedere Stute somit gar kein Problem und in Ordnung.« Die Patientin führt daraufhin weiter aus: »Und anschließend haben sie Fellpflege gemacht. Das beweist ja, dass sie sich nicht böse sind und dass sie sich eigentlich mögen.« Die Therapeutin verstärkt die Aussage der Patientin wieder: »Ja, genau so ist es! Und was könnte das für Sie bedeuten?« Die Patientin überlegt einen Moment und antwortet dann: »Nun, vielleicht, dass ich zu schnell denke, dass mich jemand nicht mag, nur weil er mir eine Grenze setzt. Vielleicht will er mich ja auch gar nicht verletzen? Und vor allem wäre es ja dann auch okay, wenn ich mal eine Grenze setzen würde?« Die Therapeutin greift die Aussage der Patientin auf und verstärkt sie wiederum: »Ja, genau! Das ist eine sehr gute Schlussfolgerung! Nicht jeder, der uns Grenzen setzt, mag uns nicht oder will uns gar verletzen. Das kann es unter Menschen zwar leider auch geben, aber Grenzen sind gut und gesund und somit ist es auch sehr richtig, dass Sie selbst Grenzen setzen dürfen und sollen. Zum Beispiel auch, wenn sie von jemandem tatsächlich unfreundlich behandelt oder gar verletzt werden.«
Man kann eine erste Disputation und Umstrukturierung destruktiver Denkmuster erkennen. Der Patientin werden ihre

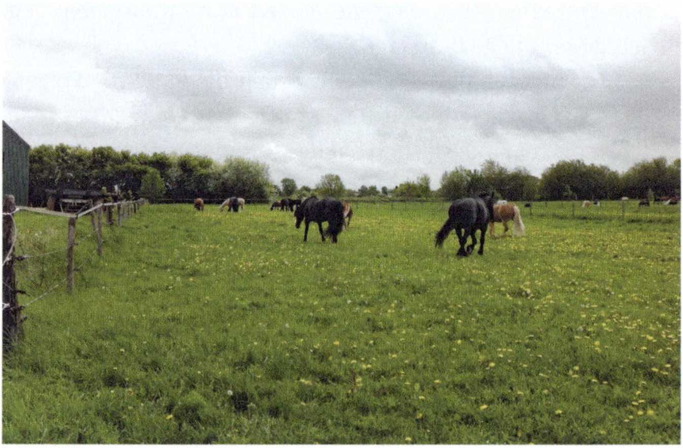

Friedlich grasende Stutenherde, mit klarer Struktur und Rangordnung.

eigenen Muster auf diese spielerische Art bewusst und zugänglich gemacht. Um schließlich alternatives Verhalten auf allen Ebenen, Denken, Fühlen und Handeln, zu etablieren, bedarf es natürlich noch intensiver therapeutischer Arbeit unter Zuhilfenahme verschiedener Interventionen.

4.25 Motivational Interviewing

4.25.1 Allgemeine Beschreibung

Unter Motivational Interviewing versteht man weniger eine konkrete Interventionsmethode als ein Behandlungsverfahren. Dabei sollen kaum oder nicht motivierte Patientinnen/Klientinnen in ihrer Veränderungsbereitschaft motiviert werden.

Was würde sich dazu besser eignen als die Arbeit mit dem Pferd! Das Wesen dieser Behandlungsmethode, die bei allen konkreten Interventionen einfließen kann, ist die große Transparenz in der Behandlung. Therapieplan, Therapieziele und Interventionen werden offengelegt, erklärt und kommuniziert. Dadurch sollen Widerstände der Patientinnen/Klientinnen abgebaut und Vertrauen in der therapeutischen Beziehung aufgebaut werden. Die Interventionen werden im therapeutischen Prozess jeweils ihrer Veränderungsbereitschaft angepasst, sodass keine Überforderung und somit kein erneuter Widerstand seitens der Patientinnen/Klientinnen auftreten sollte. Mit dieser Art der Behandlung kann Therapieabbrüchen erfolgreich entgegengewirkt werden.

Das Motivational Interviewing bietet sich als hilfreiche Methode für alle therapeutischen Settings an, in denen das Pferd als Cotherapeut zum Einsatz kommt.

Es sind keine Kontraindikationen bekannt.

4.25.2 Arbeit mit dem Pferd

Das motivational Interviewing könnte man als Grundhaltung in einer therapeutischen Behandlung bewerten, die ich sehr favorisiere. Möchte man mit seinen Patientinnen/Klientinnen auf Augenhöhe sein und eine vertrauensvolle therapeutische Beziehung haben, bietet sich diese Art der Behandlung an. So kann und sollte das Behandlungsverfahren auch in alle Interventionen mit dem Pferd einfließen und wird die Arbeit noch erfreulicher und erfolgreicher gestalten.

4.26 Problemlösetraining

4.26.1 Allgemeine Beschreibung

Das Problemlösetraining hilft den Patientinnen/Klientinnen, sich zu strukturieren und ein Problem bis »zu Ende« zu durchdenken. Viele Patientinnen/Klientinnen neigen dazu, sich zu verzetteln, indem sie in zu viele Richtungen auf einmal denken und somit auch zu keinem befriedigenden und umsetzbaren Ergebnis kommen.

Es gibt verschiedene Modelle, die unterschiedlich viele Stufen bis zur Lösung des Problems präferieren. Ich benutze ein Modell mit sechs Lösungsschritten. Die sechs Schritte zur Problemlösung werden am sinnvollsten schriftlich festgehalten und können den Patientinnen/Klientinnen mit einem vorgedruckten Problemlösebogen, wie er hier als Beispiel vorliegt, an die Hand gegeben werden. Die sechs Schritte sind:

1. Benennen Sie konkret das Problem.

   ____

   ____

2. Benennen Sie konkret Ihre Ziele im Hinblick auf das Problem.

   1. ______________________________

   2. ______________________________

   3. ______________________________

3. Benennen Sie mögliche Lösungswege für jedes dieser Ziele.

zu 1. ______________________________

____

____

____

zu 2. ______________________________

____

____

____

zu 3. ______________________________

____

____

____

4. Wählen Sie jeweils den besten Lösungsweg.

zu 1. ______________________________

____

____

zu 2. ______________________________

____

____

____

zu 3. ______________________________

____

____

____

5. Setzen Sie Ihren jeweiligen Lösungsweg in die Tat um und beschreiben Sie das Ergebnis.

zu 1. ______________________________

____

____

____

zu 2. ______________________________

____

____

zu 3. ______________________________

____

____

____

6. Benennen Sie die beste aller Problemlösungen und wählen Sie diese als langfristige Strategie aus.

____

____

____

____

Es ist und hilfreich und empfehlenswert, den Problemlösebogen zunächst exemplarisch mit den Patientinnen/Klientinnen gemeinsam auszufüllen.

Das Problemlösetraining ist ein spezifisches Werkzeug der Verhaltenstherapie, bietet sich aber auch im Setting eines Coachings, einer Reittherapie oder im heilpädagogischen Reiten an.

MERKE

Es sind keine Kontraindikationen bekannt. Es sollte jedoch auf eine ausreichend Compliance seitens der Patientinnen/Klientinnen und eine stabile therapeutische Beziehung geachtet werden, damit sie nicht unbemerkt überfordert werden und die Intervention somit wirkungslos bleibt.

4.26.2 Arbeit mit dem Pferd

Das Pferd bietet sich in diesem Fall wieder als Motivator und erlebniszentriertes Gegenüber an, um ein Problemlösetraining exemplarisch durchzuführen und einzuüben. Man kann Probleme zunächst gemeinsam mit den Patientinnen/Klientinnen fingieren, um das Prozedere einzuüben, und es dann auf Alltagssituationen und deren Probleme übertragen. Dafür fragt man die Patientinnen/Klientinnen nach einem möglichen Problem, das sie im Umgang mit dem Pferd sehen, und erarbeitet Schritt für Schritt die Problemlösung bis hin zur Umsetzung mit dem Pferd. Ein solches Problem könnte z.B. sein, wie ich einen geeigneten Parcours aufbaue oder auch wie ich das Pferd erfolgreich führen kann. Viele Patientinnen/Klientinnen sind mit Begeisterung bei der Sache und sind dann auch dementsprechend motiviert, das Problemlösetraining in ihrem Alltag umzusetzen. Man sollte natürlich darauf achten, dass die Probleme zunächst sehr konkret gehalten werden und auch recht einfach zu lösen sind, um einen positiven Verstärkereffekt für das Verfahren zu etablieren.

4.27 Protokoll negativer Gedanken

4.27.1 Allgemeine Beschreibung

Das Protokollieren negativer Gedanken mit der sogenannten Spaltentechnik dient dem Aufdecken negativer, meist automatisch ablaufender Gedanken und den daraus folgenden negativen Bewertungen einer gesamten Situation.

Wahrgenommen wird seitens der Patientinnen/Klientinnen

als Erstes das Gefühl, welches eine solche Situation auslöst. Von da aus kommend sollen die dazugehörigen negativen, automatischen Gedanken herausgefunden werden. Da die negativen Gedanken, die Störungsbildern zugrunde liegen, meist unrealistisch verzerrt sind und somit negative Gefühle auslösen, sollten alternative, realistischere Gedanken kreiert und die alternative emotionale Reaktion darauf beobachtet und ebenfalls protokolliert werden. Dieses Verfahren wird im Zuge der Kognitiven Verhaltenstherapie, insbesondere der kognitiven Umstrukturierung, der kognitiven Neubenennung und der Einstellungsänderung eingesetzt.

Besonders erfolgreich zeigt sich diese Methode bei depressiven Störungen und Angststörungen. Sie erweist sich aber auch bei allen anderen Störungsbildern als sinnvoll, wo Situationen missinterpretiert werden und infolgedessen negative Emotionen hervorgerufen werden, die es zu verändern gilt.

Diese Methode wird im Zuge einer Psychotherapie eingesetzt, bietet sich aber auch im Setting eines Coachings, einer Reittherapie oder des heilpädagogischen Reitens an, allerdings nicht mit kleinen Kindern.

MERKE

Es sind keine empirisch belegten Kontraindikationen bekannt, jedoch muss die Patientin/Klientin in der Lage sein, selbstkritisch über ihre Gefühle und Gedanken zu reflektieren.

4.27.2 Übungen mit dem Pferd

Auch bei dieser Interventionsmethode können wir das Pferd als motivierenden Faktor nutzen und das Einüben der Technik dadurch erleichtern. Im Setting mit dem Pferd können zunächst gemeinsam solche Protokolle im geschützten Rahmen der Therapiestunde erstellt werden, um sie dann wiederum auf Alltagssituationen zu übertragen. Im Umgang mit dem Pferd werden mit Sicherheit genügend Situationen auftauchen, in denen die Patientinnen/Klientinnen ihre üblichen, automatischen Bewertungen anwenden und somit aufdecken können.

Im Folgenden soll eine beispielhafte Sequenz vorgestellt werden. Die Patientinnen/Klientinnen müssen vorher sorgfältig mit der Theorie und der Praxis der Spaltentechnik vertraut gemacht worden sein. Sodann kann man eine typische Situation auswählen, in der sie mit negativen Gefühlen reagieren, und die Spaltentechnik und somit das Protokollieren negativer Gedanken gemeinsam einüben.

ÜBUNGEN

Eine Patientin hat die Instruktion, das Pferd zu führen. Es gelingt ihr nicht auf Anhieb. Das Pferd zieht zum nahen Gras und fängt an zu grasen. Die Patientin versucht verzweifelt, das Pferd durch heftiges Ziehen am Strick davon abzuhalten. Sie ist frustriert und zeigt ihren Ärger, indem sie anfängt, mit dem Pferd zu schimpfen. Patientin, Therapeutin und Pferd kehren zum Anbindeplatz zurück, das Pferd wird angebunden und der Bogen mit der Spaltentechnik gemeinsam ausgefüllt. Dabei leitet die Therapeutin die Patientin zunächst in ihrer Selbstbeobachtung durch gezielte, unterstützende Instruktionen und Fragen an.

»Tragen Sie zunächst die Situation auf Ihrem Bogen ein und die Gefühle, welche die Situation in Ihnen ausgelöst hat.« Nachdem die Patientin dies gemacht hat, folgt die Frage nach den automatischen Gedanken, die im Hintergrund stehen. In diesem Fall konnten folgende negative Gedanken und Bewertungen herausgearbeitet werden: »Ich bin zu nichts fähig! Nun habe ich doch schon einige Male geübt, das Pferd zu führen, und es geht

immer noch schief! Alle können das, nur ich mal wieder nicht! Ich bin echt ein Versager! Am besten lasse ich das Ganze! Ich komme ja doch nie auf einen grünen Zweig!«
Als Nächstes wird die Patientin angeleitet, realitätsnähere Gedanken zu entwickeln und niederzuschreiben, z. B.: »Ein Pferd zu führen ist gar nicht so einfach, vor allem, wenn frisches Gras in der Nähe ist! Dass das Pferd zum Gras zieht, passiert sogar erfahrenen Reitersleuten, wenn sie nicht aufpassen. Wenn mir das jetzt nicht gelungen ist, heißt das noch lange nicht, dass ich grundsätzlich ein Versager bin! Übung macht den Meister! Ich frage, was ich besser machen kann, und versuche es noch einmal, bis es klappt.«

Situation	**Gefühl (Stärke einschätzen: 0–100)**	**Automatische Gedanken**	**Realistischere Gedanken**	**Ergebnis (0–100)**
Ich führe das Pferd und es zieht zum Gras und grast, gegen meinen Willen.	Ärger, Versagen, Scham, Minderwertigkeit, Hilflosigkeit, Ohnmacht (90)	Ich bin ein Versager. Ich bin zu nichts nutze. Ich bin wertlos.	Das ist gar nicht so einfach. Das passiert auch erfahrenen Reitern. Das heißt nicht, dass ich ein Versager und zu nichts nutze bin. Mit Rat und Übung kann ich es schaffen!	Erleichterung, Zuversicht, ungutes Gefühl nur noch 30–40

Tab. 4-1: Spaltentechnik

Nachdem die Patientin die alternativen Gedanken entwickelt hat, soll sie in sich hineinspüren, wie sich das anfühlt, und anschließend die alternativen Gefühle ebenfalls aufschreiben. Als Ergebnis beschreibt die Patientin, dass sie sich weniger ärgert. Sie ist erleichtert, hat Nachsehen mit sich selbst und fühlt sich angespornt, es erneut zu versuchen. Sie ist zuversichtlich, dass es ihr mit der entsprechenden Übung und Konzentration besser gelingen kann.

4.28 Reaktionsverhinderung

4.28.1 Allgemeine Beschreibung

Reaktionsverhinderung bedeutet im Rahmen einer Konfrontation mit den angstauslösenden Reizen die Verhinderung von Zwangshandlungen und Zwangsgedanken. Ergänzend kommen kognitive Interventionen und Selbstkontrolle zum Einsatz, um den Prozess des Umlernens zu unterstützen und zu festigen.

Die Reaktionsverhinderung kommt in erster Linie bei der Behandlung von Zwängen zum Einsatz. Natürlich bietet sich auch hier die Arbeit mit dem Pferd an, im Besonderen, wenn es um Ängste vor Verschmutzung oder Ansteckung mit Keimen geht. Beide Ängste zeigen sich im Umgang mit dem Pferd, beim Aufenthalt auf einem Reiterhof und im Stall zur Genüge. Die Anzahl an möglichen auslösenden Reizen und somit an Übungssituationen ist fast unerschöpflich.

Bei der Behandlung von Zwängen kommt es nach Lilo Süllwold (2015) darauf an, die entstandenen starren neuronalen Reaktionsmuster des Zwangskranken dahingehend zu verändern, dass man neue, d. h. alternative Erfahrungen in die neuronalen Netzwerke einbringt, die Vermeidungsreaktion anfängt abzubauen, eine Konfrontation mit den angstauslösenden Reizen ermöglicht und alternatives Erleben und Verhalten etabliert.

Voraussetzung für diese Art der Intervention ist eine hohe Motivation der Patientinnen/Klientinnen, da eine Zwangssymptomatik sehr hartnäckig ist. Weiterhin ist eine große Transparenz bezüglich des Therapierationals von Konfrontation und Reaktionsverhinderung unabdingbar.

Das Ziel der Reaktionsverhinderung ist die Adaption der Angstreaktion im Zuge der Konfrontation, ähnlich der Konfrontation bei phobischen Ängsten und Panikzuständen. Anders gesagt: Die Patientinnen/Klientinnen sollen lernen, dass die erwartete Katastrophe nicht eintritt, wenn die Zwangshandlung oder die Zwangsgedanken nicht ausgeführt werden. So sollen die Angstreaktion und damit die Zwangshandlung und/oder der Zwangsgedanke gelöscht werden.

Bei Zwangspatientinnen erweist sich eine Kombination aus Psychotherapie mit Konfrontationstherapie und medikamentöser Therapie als besonders Erfolg versprechend.

Bei einer Zwangsstörung handelt es sich um eine krankheitswertige Störung, die von geschulten Therapeutinnen und Ärztinnen behandelt werden sollte. Daher eignet sich die Methode der Reaktionsverhinderung in Kombination mit den anderen genannten sinnvollen und notwendigen Interventionsmethoden ausschließlich für den Einsatz in einer Psychotherapie.

MERKE

Eine Zwangsbehandlung soll nur nach eingehender Diagnostik und von gut ausgebildeten Psychotherapeutinnen/Ärztinnen durchgeführt werden. Es ist wichtig, vor einer Zwangsbehandlung abzuklären, ob nicht eventuell eine andere Grunderkrankung vorliegt, z. B. eine schizophrene, paranoide, psychotische oder affektive Störung. Ebenso können Zwangssymptome bei hirnorganischen Störungen auftreten. Im diesen Fällen wären die Zwangsbehandlung und somit die Reaktionsverhinderung nicht angebracht.

4.28.2 Arbeit mit dem Pferd

In der Arbeit mit dem Pferd bieten sich mannigfaltige Situationen an, die Zwänge auslösen können und sich somit für eine Konfrontation mit Reaktionsverhinderung eignen. Wie in allen anderen Bereichen dient uns das Pferd auch hier als freundlicher und geduldiger Motivator, selbst eine so schwierige Aufgabe wie eine Reaktionsverhinderung meistern zu wollen. Wichtig ist die sorgfältige Vorbereitung der Patientinnen/Klientinnen mit der entsprechenden Diagnostik, der detaillierten Einführung in das Therapierational, der genauen Aufklärung und Instruktion bezüglich der Durchführung der Therapieeinheit und einer transparenten Zielsetzung. Bei der Behandlung von Zwängen mit Konfrontation und Reaktionsverhinderung hat es sich als Erfolg versprechend erwiesen, eine entsprechende Hierarchie (→Kap. 4.15) zu erarbeiten und die Konfrontationen danach durchzuführen. Ebenso ist es unabdingbar, kognitive Methoden in die Behandlung einzubeziehen. Zusätzlich spielen Ereignisse in der Lern- und Entwicklungsgeschichte im Krankheitsgeschehen eine Rolle. Diese können ebenfalls mit kognitiven Methoden oder der inneren Kindarbeit (→Kap. 4.18) aufgearbeitet werden. Die ausschließliche Behandlung mit einer Konfrontationstherapie und Reaktionsverhinderung kann kurzfristig die Symptomatik lindern oder sogar ganz abstellen, wird aber langfristig nicht zum erwünschten Therapieerfolg führen.

Nachfolgend soll eine exemplarische Therapieeinheit mit einem Zwangspatienten vorgestellt werden, der die oben genannten Voraussetzungen mitbringt und die entsprechenden Vorbereitungen durchlaufen hat.

FALLBEISPIEL

Der Patient hat massive Ängste, mit Schmutz in Berührung zu kommen. Er fühlt sich dann »beschmutzt«, was zusätzlich Ängste auslöst, sich mit einer tödlichen Krankheit zu infizieren. Um diese Angst zu vermeiden, führt er normalerweise verschiedene Zwangsrituale aus, um sich »reinzuwaschen«. Wenn er mit Schmutz in Berührung gekommen ist oder meint, in Berührung gekommen zu sein, wäscht er sich exakt zehnmal die Hände mit warmem Wasser und Seife und anschließend noch genau dreimal mit kaltem Wasser. Kleidungsstücke, die vermeintlich ebenfalls mit dem Schmutz in Berührung gekommen sind, zieht er sobald möglich aus und wäscht sie. Wenn er sich mit den »kontaminierten« Kleidungsstücken ins Auto setzen muss, desinfiziert er das Auto danach mit einem Desinfektionsspray. Ebenso desinfiziert er seine Schuhe, alle Türklinken, die er angefasst hat, und das Lenkrad des Autos.

Die zuvor erarbeitete Hierarchie der angstauslösenden Situation im Stall und mit dem Pferd sieht wie folgt aus:

- Stufe 1: Anwesenheit im Stall, ohne etwas anzufassen und zu berühren
- Stufe 2: Anwesenheit im Stall und Anfassen einer Wand außerhalb des Stalls
- Stufe 3: Anwesenheit im Stall und Anfassen einer Wand im Stall
- Stufe 4: Anwesenheit im Stall und Anfassen des Pferdes
- Stufe 5: Anwesenheit im Stall und Putzen des Pferdes
- Stufe 6: Anwesenheit im Stall und Anfassen des Mauls des Pferdes, das mit Erde auf der Weide und möglicherweise Aus-

scheidungen des Pferdes im Stall in Berührung gekommen sein könnte

- Stufe 7: Anwesenheit im Stall und Anfassen des Schweifs, der mit Kot und Urin des Pferdes in Berührung gekommen sein könnte
- Stufe 8: Anwesenheit im Stall und Berühren des Fells des Pferdes mit dem Gesicht
- Stufe 9: Anwesenheit im Stall und Berühren des Fells des Pferdes mit dem Mund
- Stufe 10: Anfassen eines Pferdeapfels

Besagter Patient befindet sich bei der vorgestellten Übungseinheit auf Stufe 5. Somit kommen nicht nur seine Hände mit dem Pferd, dem Fell und möglichem Schmutz in Berührung, sondern durch den Staub auch seine gesamte Kleidung. Der Kontakt der Schuhe mit Schmutz wurde bereits in den vorangegangenen Übungseinheiten abgearbeitet.

Es ist wichtig, erst zur nächst schwierigeren Stufe überzugehen, wenn eine Stufe mindestens zweimal angstfrei bewältigt werden konnte. Dies zeigt schon, dass diese Art der therapeutischen Intervention sehr zeitaufwendig und intensiv ist.

Zu Beginn der Übungseinheit wird, wie vor jeder Übung, noch einmal das Therapie- und somit das Konfrontationsrational wiederholt. Die Therapeutin überprüft die aktuelle Motivation des Patienten und lässt ihn seine momentane Angst auf einer Skala von 1–10 einschätzen, in diesem Falle 8. Dann zeigt sie ihm, wie er das Pferd putzen kann. Der Patient fängt dann an, das Pferd zu putzen. Dabei muss er mehrfach ermuntert werden, weiter zu putzen, da seine Angst zwischenzeitlich auf fast 10 ansteigt. Wenn er das Pferd zu Ende geputzt hat, nach etwa 15 Minuten, werden wiederum seine aktuelle Angst und sein Drang, seine Zwangsrituale auszuführen, erfragt. Die Angst liegt am Ende bei 7, d. h. es hat bereits eine gewisse Adaption stattgefunden und der Drang, ein Zwangsritual auszuführen, liegt bei 8.

Gleichzeitig ist der Patient sehr stolz und freut sich, dass er es überhaupt geschafft hat, das Pferd zu putzen. Pferde faszinieren ihn, seit er ein Kind war. Als Kind ist er sogar mehrfach auf einem Ponyhof geritten. Er hat den großen Wunsch, diesen eindrucksvollen Tieren ohne Angst begegnen und sie berühren zu können. Dieses Ziel hilft dem Patienten natürlich ungemein, sich zu motivieren und die Übungen durchzuhalten.

Nachdem der Patient das Pferd fertig geputzt und seine Angst eingeschätzt hat, bleiben Therapeutin und Patient einfach neben dem Pferd stehen. Der Patient soll seine Angst weiter zulassen, ebenso seinen Drang, sich die Hände und in diesem Fall auch das Gesicht zu waschen und er soll beides bewusst aushalten. Seine übliche Reaktion, sich zu waschen, wird somit verhindert. Alle paar Minuten fragt die Therapeutin nach der Höhe der Angst und der Höhe des Drangs, ein Zwangsritual auszuführen. Die Angst fällt, dem Konfrontationsrational entsprechend, langsam ab und ist nach etwa einer weiteren viertel Stunde auf 0. Der Patient ist sehr stolz auf sich und so glücklich, dass er das Pferd sogar noch auf die Koppel führen möchte. Er zieht ohne Zögern dem Pferd auf der Koppel das Halfter aus und tätschelt es am Hals. Das Pferd bekommt von der Therapeutin zum Abschied ein Leckerli und einen Kuss auf die Stirn, was als Modell fungieren kann und soll.

Anschließend finden eine kurze Nachbesprechung und eine Einordnung in das Konzept, die Zielsetzung und den Therapieplan statt. Der Patient hat nun schon mehrfach erlebt, dass sowohl Angst als auch der Drang, die Zwangsrituale auszuführen, nachlassen und die befürchtete Konsequenz, sich mit einer gefährlichen oder gar tödlichen Krankheit zu infizieren, nicht eintritt. Er erlebt sogar, dass die erste Situation für ihn fast die schwierigste war, obwohl er in der Hierarchie nach oben geht. Hier fin-

det bereits eine erste Generalisierung der neuen Erfahrungen statt. Es ist nicht selten, dass die Patienten die zehnte Stufe am leichtesten meistern.
Nachdem die Sequenz im Stall und mit dem Pferd abgeschlossen ist, fährt die Therapeutin, wie nach jeder Therapieeinheit, mit dem Patienten nach Hause, denn auch dort gilt es, ihn nach demselben Schema mit seiner Angst zu konfrontieren und eine Reaktionsverhinderung zu absolvieren, indem er seiner Angst und seinem Drang, seine Kleidung auszuziehen und zu waschen sowie alles zu desinfizieren, widersteht. Ebenso darf die Bearbeitung des Drangs, das Auto zu desinfizieren, nicht ausgelassen werden!

Die Therapien von Zwangspatientinnen scheitern nicht selten an der häuslichen Situation, da man natürlich die Patientinnen/Klientinnen nicht Tag und Nacht überwachen kann. Je nachhaltiger und sorgfältiger man mit ihnen in der gemeinsamen Zeit, im therapeutischen Setting, gearbeitet hat und je nachhaltiger ihre positiven Erfahrungen dabei sind, umso wahrscheinlicher ist es, dass sie sich das Therapierational aneignen und es auch selbstständig weiter ausführen und zum Erfolg führen werden.

Der hier vorgestellte Patient fing im Anschluss an die erfolgreiche Therapie an zu reiten und ist inzwischen stolzer Besitzer eines schönen Wallachs.

4.29 Selbstbeobachtung

4.29.1 Allgemeine Beschreibung

Die Selbstbeobachtung dient den Patientinnen/Klientinnen dazu, ihr eigenes Verhalten auf allen Ebenen, dem Denken, Fühlen und Handeln, sowie dessen Konsequenzen und interne Bewertungen bewusst wahrnehmen zu lernen. Nur auf das, was bewusst wahrgenommen wird, kann bewusst Einfluss genommen werden. Und nur das kann bewusst verändert werden. Dieses Verfahren dient somit der Diagnostik, aber auch der Wahrnehmung und Erfassung von Veränderung sowie der Selbstkontrolle und Selbstverstärkung.

Es gibt verschiedene Methoden der Selbstbeobachtung. Dazu gehören das Führen eines Tagebuchs nach bestimmten Vorgaben, Strichlisten, Zählmethoden, Verhaltensdiagramme oder Protokolle (Hautzinger 2015c).

Ich favorisiere ein vorgefertigtes Protokoll zur Selbstbeobachtung, das nach dem Schema der Verhaltensanalyse aufgebaut ist und den Patientinnen/Klientinnen eine tiefe Einsicht in alle Ebenen ihres Verhaltens ermöglicht. Dieses Protokoll kann wie folgt aufgebaut werden:

- Situation
- Körperreaktionen
- Gefühle
- Gedanken
- Handlung
- kurzfristige Konsequenzen (positive und negative)
- langfristige Konsequenzen (positive und negative)
- Bewertung

Möchte man die Selbstbeobachtung zur Erhebung und Kontrolle von Veränderungsschritten einsetzen, ist das Protokoll durch ein zweites zu ergänzen, in dem die Analyse von bewusst verändertem, alternativem Verhalten stattfindet, ähnlich der Spaltentechnik (→Kap. 4.27), die man ggf. auch noch ergänzend hinzunehmen kann.

Die Selbstbeobachtung wird in der Psychotherapie eingesetzt, bietet sich aber auch im Setting eines Coachings, der Reittherapie und des heilpädagogischen Reitens an.

MERKE

Es sind keine abgesicherten Kontraindikationen bekannt. Das Verfahren kann bei fast allen Störungsbildern eingesetzt werden. Einzig bei der Behandlung von Zwangsstörungen ist eine gewisse Vorsicht geboten, da die intensive Selbstbeobachtung das symptomatische Verhalten verstärken könnte. Andererseits kann es aber auch gerade bei Zwangssymptomen helfen, das Zwangsverhalten und den positiven Einfluss veränderten Verhaltens unter einer Konfrontation und Reaktionsverhinderung (→Kap. 4.28) bewusst zu machen und nachhaltig zu etablieren. Die Selbstbeobachtung ist somit in der Phase der Konfrontationstherapie sogar sehr sinnvoll einsetzbar.

4.29.2 Arbeit mit dem Pferd

Natürlich kann man in jeder Problemsituation, die sich in der Arbeit mit dem Pferd zeigt, eine Selbstbeobachtung durchführen lassen, um problematisches Verhalten deutlich werden zu lassen und mögliche Veränderungsschritte einzuleiten, die dann ebenso wieder in einer Selbstbeobachtung bewusst gemacht und festgehalten werden können.

Es ist sinnvoll und ratsam, zunächst eine Selbstbeobachtung und den entsprechenden Protokollbogen mit den Patientinnen/Klientinnen gemeinsam auszufüllen und somit die Methodik einzuüben, bevor sie es dann in der Folge selbstständig in der Therapiesituation und später zu Hause durchführen können. Hat man die Selbstbeobachtung in Situationen mit dem Pferd gemeinsam einüben können, wird es ihnen anschließend umso leichter fallen, die Selbstbeobachtung auch auf alltägliche Situationen zu übertragen. Im Idealfall geht den Patientinnen/Klientinnen die Selbstbeobachtung so in Fleisch und Blut über, dass sie sich ihres Verhaltens irgendwann so bewusst sind, dass es gar keines Protokollbogens mehr bedarf.

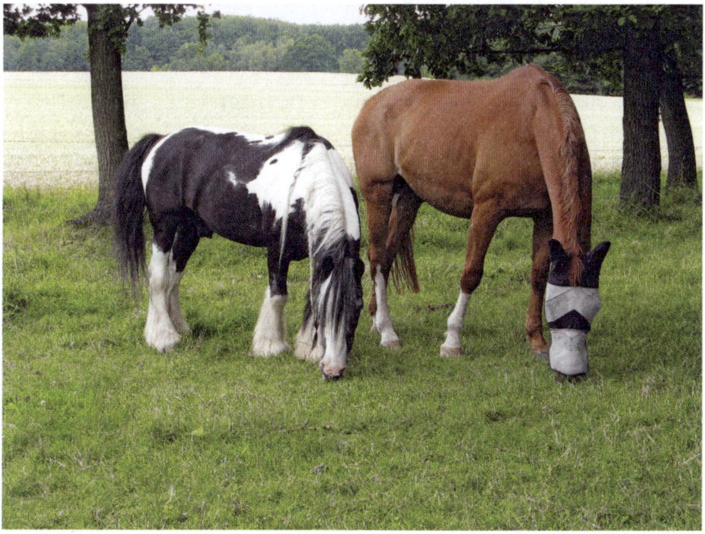

Erholung für Therapiepferd Jack mit seinem großen Kumpel auf der Weide.

4.30 Selbsteinbringung

4.30.1 Allgemeine Beschreibung

Mit Selbsteinbringung ist gemeint, dass sich die Therapeutinnen gezielt mit eigenen, persönlichen Dingen in die Therapie einbringen. Dabei liegt die Betonung auf *gezielt*, um den Patientinnen/Klientinnen bewusst neue Perspektiven zu eröffnen und ihnen zu helfen, Fertigkeiten zur Bewältigung ihrer Störung und zur Selbsthilfe zu entwickeln.

Man erkennt unschwer, dass das Modelllernen (→Kap. 4.24) und die Selbsteinbringung ineinander spielen und sich ergänzen. Die Therapeutinnen sind dabei angehalten, ihre Kompetenzen bewusst einzusetzen und die Grenzen der Patientinnen/Klientinnen keinesfalls zu überschreiten! Ebenso müssen sie darauf achten, die eigenen Grenzen gegenüber den Patientinnen/Klientinnen zu wahren.

Nach Dirk Zimmer (2015) kann sich die Selbsteinbringung auf folgende Bereiche beziehen:

- Angaben sozialdemografischer Art
- Ausbildung und beruflicher Werdegang
- aktuelle Erfahrung der Beziehung mit den Patientinnen/Klientinnen
- persönliche Vorlieben und Einstellungen
- Lebenserfahrung mit Themen, die für die Patientinnen/Klientinnen relevant sein können

Eine gezielte und geschickte Selbsteinbringung kann das Therapiegeschehen positiv beeinflussen und auch als Modell dienen, Vertrauen herstellen und die therapeutische Beziehung festigen oder ggf. klären.

Die Selbsteinbringung bietet sich für alle Therapieverfahren an, in denen das Pferd zum Einsatz kommt.

MERKE
Kontraindikationen sind nicht bekannt, jedoch ist es wichtig, die eigenen Grenzen und die der Patientinnen/Klientinnen strikt einzuhalten und die Selbsteinbringung ausschließlich auf dem Hintergrund gezielter Intervention und therapeutischer Kompetenz anzuwenden.

4.30.2 Arbeit mit dem Pferd

In der Arbeit mit dem Pferd kommt der Selbsteinbringung noch eine andere Rolle zu, hat die Therapeutin doch meistens einen großen Vorsprung im Wissen um den Umgang mit den Pferden. Viele Patientinnen/Klientinnen sind sehr wissbegierig, was dies betrifft. Zudem ist es wichtig, das Wissen um das Pferd von Anfang an einzubringen, um das Wohlergehen des Pferdes in der Therapiesituation sicherstellen zu können. Dabei sollte die Therapeutin stets bemüht sein, ihre Kenntnisse adäquat und bescheiden zu vermitteln. Meistens haben die Therapeutinnen ein besonderes Verhältnis zu ihren Pferden, besonders wenn es ihre eigenen sind, was die Gefahr erhöht, die Grenzen verschwimmen zu lassen und möglicherweise inadäquat und emotional zu reagieren. Umso wichtiger ist also in der Arbeit mit dem Pferd eine selbstkritische und aufmerksame Selbstbeobachtung der Therapeutinnen! Befolgt man diese Regel, ist es eine großartige Chance, gerade über die Liebe zu den Pferden eine gute therapeutische Beziehung und Vertrauen zu kreieren.

In der Arbeit mit dem Pferd stellt die Selbsteinbringung also ein wichtiges Element dar, das praktisch in jeder Therapieeinheit zum Tragen kommt. Die Selbsteinbringung sollte daher mit viel Sachverstand verwaltet werden, um sie als positives Element in die therapeutische Arbeit zu integrieren.

4.31 Selbstverbalisation und Selbstinstruktion

4.31.1 Allgemeine Beschreibung

Selbstverbalisation und Selbstinstruktion sind Methoden der kognitiven Umstrukturierung (→ Kap. 4.21) und kommen somit als Intervention in Veränderungsprozessen zum Tragen. Man könnte beides auch als Selbstgespräche bezeichnen, die unsere Gedanken, Gefühle und Handlungen ständig begleiten, beeinflussen, bewerten und steuern. Dies geschieht bewusst, oft aber auch automatisch und damit unbewusst.

Zum einen ist es sinnvoll, automatische Selbstgespräche ins Bewusstsein zu heben, um sie bei Bedarf einer Veränderung zugänglich zu machen, zum anderen können wir Selbstverbalisationen und Selbstinstruktionen gezielt nutzen und einsetzen, um Veränderungsprozesse einzuleiten und zu unterstützen. Dies erfolgt immer in Kombination mit anderen geeigneten Methoden. Selbstgespräche, besonders automatisierte (→ Kap. 4.20, automatische Gedanken), gehören zu den aufrechterhaltenden Bedingungen einer Störung, die es zu verändern gilt, um alternatives Denken, Fühlen und Handeln zu ermöglichen und zu etablieren. Destruktive Selbstgespräche sind zusätzlich ein nicht zu unterschätzender Stressfaktor.

Mit veränderten Selbstgesprächen wollen wir also erreichen, Stress abzubauen und Verhalten zur aktiven Problembewältigung und Einstellungsänderung aufzubauen.

Die Methoden der Kognitiven Verhaltenstherapie, so auch Selbstverbalisation und Selbstinstruktion, sind Grundbausteine in der Psychotherapie. Bei entsprechender Weiterbildung können sie auch im Setting eines Coachings, der Reittherapie oder des heilpädagogischen Reitens zum Einsatz kommen.

Es sind keine Kontraindikationen bekannt.

4.31.2 Übungen mit dem Pferd

In der Arbeit mit dem Pferd können wir diese Methoden in etlichen Problemsituationen, die im Umgang mit dem Pferd auftauchen, einsetzen. Sie bieten sich zur ergänzenden, kognitiven Bearbeitung sehr vieler verhaltenstherapeutischer Methoden an, da Selbstgespräche im Verhaltensgeschehen und den aufrechterhaltenden Bedingungen einer Störung eine zentrale Rolle spielen. Wichtig ist es, immer zuerst die problematischen Selbstgespräche zu identifizieren. Dafür kann man die Verhaltensanalyse (→Kap. 4.37), die Selbstbeobachtung (→Kap. 4.29) und die Spaltentechnik (→Kap. 4.27) heranziehen. Die Spaltentechnik beinhaltet auch schon die gezielte Veränderung der Selbstgespräche, die im Anschluss an die Analyse erreicht werden soll. Die Therapeutin kann zusätzlich als Modell (→Kap. 4.24) fungieren und somit alternative, zum Problemlösungsprozess beitragende Gedanken ins Spiel bringen, Veränderungsprozesse anstoßen und/oder Ressourcen bei den Patientinnen/Klientinnen aktivieren.

ÜBUNGEN

Nehmen wir noch einmal eine Übung aus dem sozialen Kompetenztraining (→Kap. 4.3.2).

Die Patientin soll das Pferd in Bewegung setzen. Sie bekommt die Instruktion, zunächst das Pferd eine Runde zu führen, in keinem Fall aber am Strick zu ziehen. Nachdem sie die Instruktion erhalten hat, analysieren wir gemeinsam mit der Patientin ihre Selbstgespräche, die vor Beginn der Übung stattfinden. Die Patientin äußert Ängste, dass sie das nie schaffen kann, dass das Pferd sie nicht ernst nehmen wird, dass sie ja auch keine Erfahrung darin habe und dass sie in keinem Fall daran glaubt, dass ihr dies gelingen wird. Sie stellt weiterhin fest, dass sie sich grundsätzlich nicht viel zutraut und immer damit rechnet, dass

ein Vorhaben eher schief geht als dass es gelingen könnte. Sie befürchtet, sich wie so oft zu blamieren und als dumm und ungeschickt dazustehen.
Nachdem wir diese Selbstgespräche unter Zuhilfenahme gezielter Fragen herausgearbeitet und notiert haben, lassen wir die Patientin das Pferd die Runde führen. Das Pferd tritt zunächst nicht an und die Patientin zieht irgendwann doch am Strick, um das Pferd in Bewegung zu setzen. Das Pferd läuft ein Stück neben ihr her, um sie dann zu überholen, schließlich abzubiegen und auf die Therapeutin zuzusteuern. Die Patientin ist sichtlich frustriert.
Nun arbeiten wir die Selbstgespräche heraus, welche die Patientin während des Führens des Pferdes führte, und notieren sie. Die Patientin äußert, dass sie bei dem Versuch, das Pferd anzuführen, daran gedacht hat, dass sie es sowieso nicht schaffen wird, ohne am Strick zu ziehen. Nachdem sie dann am Strick gezogen hat, hat sie gedacht, dass das ja mal wieder typisch für sie sei, dass sie nichts auf die Reihe bekäme und dass alles eine blöde Übung sei. Als das Pferd sie dann auch noch überholte und in Richtung Therapeutin abbog, wurde sie endgültig wütend, verfluchte sich selbst, wie ungeschickt und dumm sie und wie stur und dumm das Pferd sei. Es habe ihr doch den Gefallen jetzt mal tun können! Sie fand sich in ihrer Meinung bestätigt, dass ihr das gar nicht gelingen konnte. Im Nachhinein ärgert sie sich noch darüber, dass sie überhaupt wütend geworden ist und sich mal wieder so dumm angestellt hat, was ihr dann zusätzlich auch noch peinlich ist.
Das Pferd wird zunächst in seine Box gebracht, wo es etwas Heu zu fressen bekommt, damit ausreichend Zeit und Ruhe ist, die Selbstgespräche anhand der Spaltentechnik konstruktiv zu bearbeiten und zu verändern. Gemeinsam mit der Patientin werden alternative Selbstgespräche erarbeitet: »Es ist noch kein Meister vom Himmel gefallen. Ich frage, bevor ich die Übung

angehe, wie ich das Pferd, am besten ohne am Strick zu ziehen, anführen kann, und dann kann das durchaus klappen! Schließlich habe ich das noch nie gemacht und somit kann ich auch nicht wissen, wie es geht. Ich brauche nicht immer von mir zu verlangen, alles auf Anhieb zu können und zu wissen! Nachdem ich gefragt und Tipps bekommen habe, sage ich mir: Ich mache mich groß, atme tief ein und bin fest davon überzeugt, dass mir das Pferd folgt. Ich bin jetzt mal der Chef! Das Pferd fühlt sich wohl, wenn es mir folgen und die Verantwortung abgeben kann! Und wenn es nicht auf Anhieb gelingt, übe ich weiter, bis es mir gelingt! Und es wird mir früher oder später gelingen!«

Nachdem die alternativen Gedanken erarbeitet sind und die Patientin sich diese innerlich einige Male vorgesagt hat, wird sie danach gefragt, wie sie sich damit fühlt. Sie fühlt sich keinesfalls mehr ängstlich, immer noch etwas unsicher, aber zuversichtlich, dass es ihr gelingen kann und dass sie keinesfalls dumm oder ungeschickt ist, weil es ihr ohne Vorwissen nicht auf Anhieb geglückt ist und auch gar nicht glücken konnte. Die Möglichkeit, sich vorab zu informieren, wie sie das Pferd am besten führen kann, findet sie eine besonders gute Idee und beschließt, dies auch in ihrem Alltag zu versuchen, anstatt immer von sich zu verlangen, alles auf Anhieb besonders gut meistern zu müssen. Sie hält fest, dass das ja eigentlich immer nur zu Frust führen kann und eigentlich leicht zu ändern ist.

Zum Schluss der Therapieeinheit holen wir das Pferd wieder aus der Box und die Patientin wird auf ihr Nachfragen genau instruiert, wie sie das Pferd anführen kann, ohne am Strick zu ziehen. Beim zweiten Anlauf, bei dem sie sich noch einmal extra groß gemacht, tief eingeatmet, den Blick nach vorne, klar auf ihr Ziel gerichtet und sich selbst instruiert hat, dass sie eine starke Frau ist, folgt ihr das Pferd brav und in gutem Abstand die ganze Runde. Die Patientin freut sich und ist stolz auf sich und ihren Erfolg.

Nachdem wir das Pferd auf die Koppel entlassen haben, verlässt sie die Therapiestunde mit einem großen Erfolgserlebnis und einer nachhaltig positiven Erfahrung auf der emotionalen Ebene. Kognitives und emotionales Umlernen, Neubewerten, Neubenennen und Überschreiben wurden erfolgreich eingeleitet. Für das Verhalten wurde auf allen Ebenen, Denken, Fühlen und Handeln, ein Veränderungsprozess initiiert.

Diese Arbeit unterstreicht wieder deutlich den Wert der therapeutischen Intervention mit dem Pferd. Wie sonst kann man auf so erlebnisnahe, nachhaltige und gleichzeitig freudvolle Art und Weise ein Umlernen anstoßen und durchführen?

4.32 Selbstverstärkung

4.32.1 Allgemeine Beschreibung

Unter Selbstverstärkung versteht man, dass Patientinnen/Klientinnen in die Lage versetzt werden, sich selbst positiv zu verstärken oder einen aversiven Reiz wegzunehmen (negative Verstärkung). Damit sollen bestimmte, erwünschte Verhaltensmuster verstärkt und deren Auftrittswahrscheinlichkeit erhöht werden. Ebenso tragen positive oder auch negative Verstärker zum Anheben der Stimmungslage bei. Selbstverstärker können Selbstgespräche und auch Handlungen sein.

Die Fähigkeit, sich selbst zu verstärken, erhöht die Selbstwirksamkeit und das Selbstvertrauen sowie den Selbstwert. Im therapeutischen Prozess ist es wichtig, Selbstverstärker gezielt auf ein angestrebtes und erwünschtes Verhalten hin einzusetzen, im Sinne der Selbstregulation. Patientinnen/Klientinnen müssen zuvor gelernt haben, ihr Verhalten selbst zu beobachten und im Zusammenhang mit dem therapeutischen Konzept einzuordnen.

Dieses Verfahren kann bei fast allen Störungsbildern zum Einsatz kommen. Die Selbstverstärkung bietet sich für alle Therapieverfahren an, in denen wir mit dem Pferd arbeiten.

Es sind keine Kontraindikationen bekannt.

4.32.2 Übungen mit dem Pferd

In der Arbeit mit dem Pferd können wir die Selbstverstärkung sehr schön einüben, wenn wir zuvor eine gelungene Selbstbeobachtung (→Kap. 4.27) mit den Patientinnen/Klientinnen erarbeitet haben. Da der Umgang mit den Pferden für viele von ihnen neu ist, gibt es etliche Situationen, in denen es Grund für die Patientinnen/Klientinnen gibt, sich selbst zu loben oder auch sich selbst etwas zu »gönnen«, im Sinne einer Belohnung nach erfolgreichem Verhalten. Da viele Situationen neu und oft zunächst mit einer gewissen Vorsicht oder sogar mit Ängsten verbunden sind, ergeben sich schnell Erfolge, die an sich schon als positiver Verstärker dienen und dabei gleichzeitig in der Selbstverbalisation als Erfolg und somit Selbstverstärkung genutzt werden können. Die Patientinnen/Klientinnen lernen (wieder) auf spielerische Art und Weise, sich selbst wahrzunehmen und ihre Handlungen selbstwirksam als Erfolg zu interpretieren.

Im Folgenden soll beispielhaft eine Therapieeinheit mit einer depressiven Patientin vorgestellt werden.

ÜBUNGEN

Bei einer depressiven Patientin, die im Zusammenhang mit ihrer Störung zu negativer Selbstwahrnehmung und negativer Selbstverbalisation neigt, bietet die Arbeit mit dem Pferd ein dankbares Feld, die Selbstverstärkung einzuüben. Der theoretische Hintergrund wurde mit der Patientin zuvor erarbeitet, ebenso die Fähigkeit zur Selbstbeobachtung im Sinne der Verhaltensanalyse (→ Kap. 4.37).

Die Patientin hatte bisher noch keinen näheren Kontakt mit Pferden. Alle Situationen sind für sie neu und mit Respekt vor den großen Tieren behaftet. Es haben zuvor bereits drei Therapieeinheiten mit dem Pferd stattgefunden.

Zu Beginn der Therapieeinheit informiert die Therapeutin die Patientin über den Ablauf der Stunde. Das Pferd soll von der Patientin begrüßt, aus dem Offenstall geholt, zum Anbindeplatz gebracht, geputzt und anschließend bei einem kleinen Spaziergang von der Patientin geführt werden. Die Patientin soll sich eine Belohnung ausdenken, wenn sie alle Schritte erfolgreich absolviert hat. Sie sagt, sie würde dann gerne einmal auf dem Pferd sitzen, was die Therapeutin unterstützt und ebenfalls als mutige und gute Belohnung verstärkt.

Während die Patientin die einzelnen Aufgaben erfüllt, bleibt die Therapeutin mit ihr im Gespräch und erfragt immer wieder ihre Selbstgespräche, um diese im Sinne einer positiven Selbstverstärkung zu korrigieren. Hier kommt gleichzeitig eine kognitive Umstrukturierung zum Tragen. In dieser vierten Therapieeinheit mit dem Pferd gelingt es der Patientin bereits sehr gut, ihre einzelnen Schritte positiv zu bewerten (und nicht wie am Anfang: das kann doch hier jede) und sich selbst für ihr neues und mutiges Verhalten zu loben. Die Patientin gewinnt zunehmend Spaß daran, sich selbst zu loben und ihr Verhalten und sich selbst wertzuschätzen. Sie beginnt nun auch, das Pferd für seine folgsamen Leistungen zu loben, und freut sich

über die gemeinsame Aktivität. So gelingt ihr diese Übung sehr gut!
Am Ende der Therapieeinheit wird die Belohnung, die sich die Patientin selbst in Aussicht gestellt hat, eingelöst. Die Therapeutin legt dem Pferd einen Voltigiergurt auf und die Patientin steigt mit einer Aufstiegshilfe das erste Mal auf das Pferd. Sie ist sehr aufgeregt und freut sich sehr über ihren Mut, sich auf das Pferd zu setzen. »Jetzt bin ich tatsächlich richtig stolz auf mich!«
Die Patientin nimmt ein sehr gutes Gefühl zu und mit sich selbst aus der Therapiestunde mit in ihren Alltag. Das Erlebte motiviert sie, mutiger zu sein und sich selbst mehr zu loben, auch für scheinbare Kleinigkeiten, die sie zuvor übersehen oder kleingeredet hat. Ihre Stimmung wird angehoben und sie ist optimistisch, die ihr gestellte Hausaufgabe, sich selbst im erlernten Sinne intensiver in ihrem Alltag zu beobachten und selbst zu verstärken, auch ausführen zu können.

Wieder einmal hat uns das Pferd dabei geholfen, dass eine Patientin alternatives Denken, Fühlen und Handeln bewusst ausprobieren und erleben konnte. Dieses Ausprobieren und Erleben ermöglicht ein rasches Umlernen in Bezug auf destruktive Verhaltensmuster und legt den Grundstein für eine tiefe Festigung dieser Erlebnisse und damit für alternatives, konstruktives und gesundes Verhalten, das in den Alltag übertragen werden kann.

4.33 Sokratische Gesprächsführung

4.33.1 Allgemeine Beschreibung

Die sokratische Gesprächsführung beschreibt eine Technik, mit der die Therapeutin das Gespräch mit einer Patientin/Klientin führt, um dieser dazu zu verhelfen, ihre Sichtweisen infrage zu stellen, zu überprüfen und ggf. zu verändern.

Die Fragen der Therapeutin sind im sokratischen Gesprächsstil offen, nichtwissend und interessiert. Die Patientin/Klientin soll zur Selbstreflexion angeregt werden, selbst auf Fehler und Untauglichkeiten ihrer Sichtweise stoßen sowie Ideen zu deren Veränderung entwickeln. Dies fördert die Selbstwirksamkeit, die Selbstkontrolle und die Nachhaltigkeit von erarbeiteten Veränderungen.

Diese Art der Gesprächsführung ist ein grundlegendes Verfahren in der psychotherapeutischen Praxis und findet in zahlreichen Interventionsverfahren Anwendung. Diese Interventionsmethode kann auch in der Arbeit mit dem Pferd in zahlreichen Verfahren und Übungssituationen genutzt werden; beispielsweise wurde in der Therapieeinheit zur Selbstverstärkung (→ Kap. 4.32) ein sokratischer Gesprächsstil angewandt.

Die sokratische Gesprächsführung kann bei entsprechender Schulung der Therapeutinnen neben der Psychotherapie auch im Coaching, in der Reittherapie und im heilpädagogischen Reiten eingesetzt werden.

MERKE

Dieses Verfahren sollte nicht bei Patientinnen/Klientinnen angewendet werden, die geistig nicht in der Lage sind, differenziert zu denken. Gleiches gilt, wenn die Veränderungsmotivation einer Patientin/Klientin nicht oder nur unzureichend gegeben ist. Nach Harlich H. Stavemann (2015) muss eine Therapeutin auch in der Lage sein, einen wertneutralen und objektiven sokratischen Gesprächsstil zu führen.

4.33.2 Arbeit mit dem Pferd

Die sokratische Gesprächsführung findet in verschiedenen Interventionen, die wir mit dem Pferd gemeinsam durchführen können, ihren Einsatz und ist aus dem therapeutischen Alltag nicht mehr wegzudenken, wenn es um die Veränderung von kognitiven Mustern und Einstellungen und damit auch um eine Verhaltensänderung auf allen Ebenen geht.

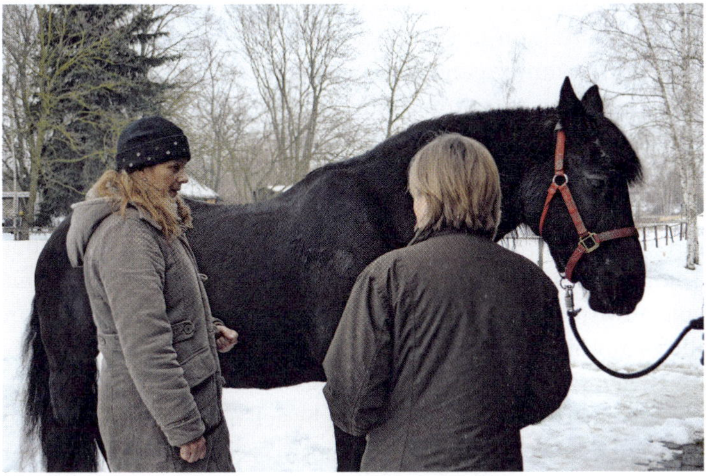

Therapeutin und Patientin/Klientin im sokratischen Gespräch, mit dessen Hilfe die Patientin/Klientin lernt, ihre Sichtweisen infrage zu stellen, zu überprüfen und gegebenenfalls zu verändern.

4.34 Symptomverschreibung

4.34.1 Allgemeine Beschreibung

Unter Symptomverschreibung versteht man eine paradoxe Intervention, bei der die Patientinnen/Klientinnen angehalten werden, ein Symptom oder ein Verhalten bewusst herbeizuführen und übertrieben zu steigern oder aber ein bestimmtes Verhalten auf keinen Fall zu zeigen.

In beiden Fällen werden die Patientinnen/Klientinnen feststellen, dass ihnen dies nicht gelingen kann. Somit verschwindet das Symptom oder das Verhalten in dem Moment oder ein Verhalten, das man gezielt unterdrücken möchte, erscheint ganz sicher. Diese Erfahrung gibt Patientinnen/Klientinnen die Kontrolle über eine Situation und führt auch häufig dazu, dass die Situation und damit das eigene Symptom oder Verhalten mit Humor genommen werden können, was die Situation zusätzlich entspannt und z. B. einer angstbesetzten Situation ihren Schrecken nimmt.

Die Symptomverschreibung kann zur Motivation, zur Symptomveränderung und auch zur Veränderung von Interaktionen eingesetzt werden. Sie ergibt sich häufig aus dem Kontext einer Therapieeinheit, mit der eine geschickte Therapeutin gezielt spielen kann, wenn sie es für angebracht hält. Natürlich kann die Symptomverschreibung auch bewusst als Intervention für eine Therapieeinheit geplant werden.

Eine paradoxe Intervention ergibt sich mitunter unfreiwillig aus dem Kontext und kann dann positiv genutzt werden, indem sie von der Therapeutin im Nachhinein dementsprechend theoretisch eingeordnet und erklärt wird.

Die Symptomverschreibung bietet sich für alle Therapieverfahren mit dem Pferd als Interventionsmethode an.

CAVE Kontraindikationen

Grundsätzlich bestehen Kontraindikationen bei akuten Psychosen, Schizophrenien und schweren Depressionen. Die Therapeutin sollte sich bewusst sein, wie und wann sie eine paradoxe Intervention einsetzt, da sie im Zweifelsfall auch traumatisierend oder retraumatisierend wirken kann. Eine Aufklärung der Patientin/Klientin über die Paradoxie erfolgt in der Regel im Nachhinein, kann aber auch, je nach Kontext und Zielsetzung, vorher erfolgen.

4.34.2 Übungen mit dem Pferd

In die Arbeit mit dem Pferd lassen sich paradoxe Interventionen oder Symptomverschreibungen in vielen Situationen einbauen, entweder spontan oder aber gezielt und geplant.

ÜBUNGEN

So kann man z. B. einer Angstpatientin, die auf dem Pferd sitzt und Angst entwickelt, die Instruktion geben, sie möge versuchen, gezielt und bewusst ganz viel Angst zu bekommen (»Versuchen Sie jetzt einmal, ganz viel Angst zu bekommen! Konzentrieren Sie sich und bekommen Sie ganz viel Angst! Sagen Sie sich, ich will jetzt ganz viel Angst bekommen!«). Das Resultat wird sein, dass es der Patientin nicht gelingt und die Angst nachlässt bzw. gar nicht erst auftritt. Damit bekommt sie ein steuerndes Element an die Hand und gewinnt zusätzliche Kontrolle über ihre Symptomatik (Symptomveränderung, Motivation).

Ein anderes Beispiel wäre, einer depressiven Patientin/Klientin, die sich sichtlich freut, als sie das erste Mal auf dem Pferd sitzt, zu verordnen, sich auf keinen Fall zu freuen (»Jetzt fangen Sie bloß nicht an, sich zu freuen!«) (Veränderung der Interaktion, Motivation, Veränderung der Kognitionen und letztendlich der Symptomatik). Mit ziemlicher Sicherheit wird diese Instruktion einen humorvollen Blick der Patientin auf sich selbst ermöglichen.

Wichtig ist letztendlich, die Transparenz der Intervention herzustellen und den Patientinnen/Klientinnen den Sinn und Zweck dieser Intervention darzulegen, damit sie es als Strategie gegen ihre Symptome konstruktiv nutzen und einsetzen können.

4.35 Tages- und Wochenprotokolle

4.35.1 Allgemeine Beschreibung

In Tages- und Wochenprotokollen werden von den Patientinnen/Klientinnen Aktivitäten und damit verbundene Stimmungen festgehalten. Die Stimmungslage sollte dabei auf einer Skala von 1 (sehr gut) bis 6 (sehr schlecht) eingeschätzt werden.

Es ist empfehlenswert, das Tagesprotokoll wenigstens viermal pro Tag durchzuführen, da es den Zusammenhang zwischen Aktivitäten und Stimmungen verdeutlicht. Ebenso lassen sich mithilfe der Protokolle Aktivitäten gezielt planen (Hautzinger 2015d).

Diese Interventionsmethode bietet sowohl diagnostische wie auch therapeutische Effekte. Sie dient der Selbstbeobachtung (→ Kap. 4.29) ebenso wie dem Aktivitätsaufbau (→ Kap. 4.2). Innerhalb der Selbstbeobachtung kann die Methode auch im

Zuge der Verhaltensanalyse (→Kap. 4.37) und der kognitiven Umstrukturierung (→Kap. 4.21) genutzt werden.

Tages- und Wochenprotokolle können in allen Therapieverfahren angewendet werden, in denen wir mit dem Pferd arbeiten.

MERKE

Kontraindikationen sind nicht empirisch belegt. Nach Martin Hautzinger (2015d) ist die Methode jedoch bei Zwangspatientinnen nicht empfehlenswert, da sie die Zwangssymptomatik verstärken könnte.

4.35.2 Arbeit mit dem Pferd

Die Arbeit mit dem Pferd ist ideal, um die Selbstbeobachtung und das Erstellen von Protokollen zunächst gemeinsam mit der Therapeutin einzuüben und anschließend entsprechende Hausaufgaben zu formulieren, die den Prozess weiter vertiefen. Alle Aktivitäten rund um das Pferd können als Beispiele genommen werden. Das Pferd wirkt auch hier wieder motivierend und erleichtert das Erlernen einer neuen Technik, die dann einfacher in den Alltag übertragen werden kann.

4.36 Unkonditionales Akzeptieren

4.36.1 Allgemeine Beschreibung

Unter unkonditionalem Akzeptieren versteht man eine Grundhaltung der Therapeutin der Patientin/Klientin gegenüber. Sie beinhaltet nach Gert-W. Speierer (2015) eine positive Gesinnung, Erfahrungsgerichtetheit und Bedingungslosigkeit.

Eine solche Haltung stellt eine Grundvoraussetzung für eine gute, vertrauensvolle und konstruktive therapeutische Beziehung dar, die wiederum Voraussetzung für einen positiven therapeutischen Prozess ist.

Das unkonditionale Akzeptieren sollte als Grundhaltung der Therapeutinnen gegenüber den Patientinnen/Klientinnen in allen Therapieformen, die wir zusammen mit unseren Pferden ausüben, gegeben sein.

MERKE

Das unkonditionale Akzeptieren muss authentisch sein, sodass es von den Patientinnen/Klientinnen an- und ernst genommen werden kann. Nach Speierer (2015) konnte durch die Haltung des unkonditionalen Akzeptierens bei akuten Schizophrenien, bei Kontaktstörungen und bei forensischen Patientinnen/Klientinnen keine Erleichterung im Aufbau einer therapeutischen Beziehung erreicht werden.

4.36.2 Arbeit mit dem Pferd

Diese Methode wird hier erwähnt, weil sie natürlich auch in der Arbeit mit dem Pferd den Aufbau einer guten therapeutischen Beziehung und die erfolgreiche, verändernde Arbeit während der Therapie unterstützt oder gar eine Voraussetzung dafür darstellt. In Kombination mit dem Cotherapeuten Pferd kommt in der Regel sehr schnell eine vertrauensvolle und konstruktive therapeutische Beziehung zustande. Gleiches gilt für die verändernde therapeutische Arbeit. Das Pferd verstärkt auch hier die Effekte der Methode. Es erleichtert uns als Therapeutinnen die Arbeit und den Patientinnen/Klientinnen den therapeutischen Prozess auf eine sehr angenehme Art und Weise.

4.37 Verhaltensanalyse

4.37.1 Allgemeine Beschreibung

Die Verhaltensanalyse ist das wichtigste Verfahren in der verhaltenstherapeutischen Diagnostik. Sie umfasst die Beobachtung des Verhaltens auf allen Ebenen, die das Verhalten auslösenden situativen Bedingungen und die auf das Verhalten folgenden kurz- und langfristigen, externen und internen, positiven und negativen Konsequenzen. Auf der Verhaltensebene werden die Gedanken, Gefühle, Handlungen und die physiologischen Parameter erhoben.

Um eine Verhaltensanalyse als diagnostische Maßnahme durchzuführen, bedarf es immer einer klar umrissenen problematischen Situation, aufgrund derer das Verhalten und die entsprechenden Konsequenzen genau beobachtet und festgehalten werden können. Eine Verhaltensanalyse sollte immer schriftlich protokolliert werden. Sie kann dann später auch als Hausaufgabe von den Patientinnen/Klientinnen selbst in problematischen Situationen im Alltag durchgeführt und protokolliert werden.

Aus der Verhaltensanalyse werden der Therapieplan, die Therapieziele und die entsprechenden Interventionen abgeleitet. Um das therapeutische Konzept einer Störung zu erstellen, benötigt man zusätzlich die biografische Anamnese der Patientinnen/Klientinnen.

Die Verhaltensanalyse, unter Einbezug der biografischen Anamnese, stellt oft eine erste positive Säule im therapeutischen Prozess dar, da sie den Patientinnen/Klientinnen ein Erklärungsmodell für ihr Störungsbild an die Hand gibt und den Ausblick auf mögliche Ziele und Lösungswege bietet, um die Störung zu beheben. Dies wirkt oft bereits deutlich stabilisierend, kann die Stimmung heben und bewirkt häufig eine prospektive, optimistische Orientierung. Alles zusammen schafft bei den Patientinnen/Klientinnen Vertrauen und motiviert sie, sich auf die therapeutische Arbeit und den therapeutischen Prozess einzulassen. Zusätzlich unterstützt dieser Prozess den Aufbau einer tragfähigen therapeutischen Beziehung.

Eine Verhaltensanalyse ist ein klassisches Instrument der Verhaltenstherapie. Sie soll und kann nur von entsprechend geschulten Therapeutinnen durchgeführt werden. Liegt eine solche Weiterbildung vor, wird sie sich sicher auch in einem Coaching, einer Reittherapie oder dem heilpädagogischen Reiten als sinnvoll erweisen.

MERKE

Es sind keine Kontraindikationen bekannt. Im Gegenteil: Die Verhaltensanalyse bietet den Patientinnen/Klientinnen eine Möglichkeit, ihr Störungsbild zu verstehen. Dies stellt eine erste Kontrollüberzeugung her und bewirkt in vielen Fällen die Erhöhung der Therapiemotivation sowie eine prospektive Orientierung. Diese Faktoren führen invielen Fällen zu einer ersten Reduktion der Symptomatik.

4.37.2 Arbeit mit dem Pferd

In der Arbeit mit dem Pferd bieten sich mannigfach Situationen an, in denen man eine Verhaltensanalyse anschaulich durchführen kann. Man denke alleine an die Situation, in der die Patientin das Pferd »nur« putzen sollte (→Kap. 4.19.2). So gibt es unzählige wertvolle Situationen zur Beobachtung und Analyse.

Der Wert des Cotherapeuten Pferd beim Prozess der Verhaltensanalyse ist dabei durch nichts zu ersetzen, spiegeln die Pferde doch das Verhalten der Patientinnen/Klientinnen direkt, ehrlich und eindeutig, sodass die Verhaltensanalyse von den Therapeutinnen klar und unproblematisch erfasst und durchgeführt werden kann.

4.38 Verhaltensbeobachtung

4.38.1 Allgemeine Beschreibung

Die Verhaltensbeobachtung ist ein wichtiges Instrument sowohl in der Diagnostik als auch in der Wahrnehmung von Veränderungen während des therapeutischen Prozesses und schließlich in der Erfolgskontrolle. Die Verhaltensbeobachtung wird durch die Therapeutin selbst oder eine dritte Person ausgeführt. Nach Liz Echelmeyer (2015) gibt es unterschiedliche empfohlene Beobachtungsverfahren, nämlich Zeichensysteme, Kategoriesysteme und Schätzskalen. Erstere konzentrieren sich ausschließlich auf ein bestimmtes, zuvor festgelegtes Merkmal. Kategoriesysteme sollen das Gesamtbild des Geschehens erfassen. Schätzskalen berücksichtigen zusätzlich auch qualitative Aspekte des Verhaltens. Besonders Schätzskalen sind schwer objektivierbar.

Interaktionelle Aspekte sind oft sehr wichtig innerhalb des Krankheitsgeschehens und somit auch des therapeutischen Prozesses. Hier kommt das Pferd ins Spiel, das als Interaktionspartner mit der Patientin/Klientin eine Fülle von Beobachtungsmöglichkeiten anstößt und anbietet. Ein solches interaktives Szenario lässt sich im therapeutischen Setting einer Praxis nur schwer herstellen. In diesem sind wir häufig auf die Angaben der Patientinnen/Klientinnen angewiesen und diese können durch eine verzerrte, subjektive Selbstwahrnehmung verfälscht sein.

In manchen Fällen kann es sinnvoll sein, einem zuvor erstellten Therapieplan zu folgen und bestimmte Aspekte des Verhaltens nach den oben genannten Vorgaben gezielt zu beobachten. Im Kontakt der Patientinnen/Klientinnen mit dem Pferd werden sich aber auch spontan zahlreiche Verhaltensbeobachtungen ergeben, die der geschulten Therapeutin nicht entgehen sollten. Diese können in der Nachbereitung der Therapieeinheit mithilfe der oben genannten Schemata protokolliert oder auch in eine Verhaltensanalyse integriert werden. Die gezielte, zuvor geplante Verhaltensbeobachtung ist für die Patientinnen/Klientinnen häufig befremdlich und verunsichernd, was das Verhalten natürlich beeinflusst und die Beobachtung verfälschen kann.

Das Verfahren der Verhaltensbeobachtung kann für alle Therapiemethoden genutzt werden, in denen wir das Pferd einsetzen.

Es sind keine Kontraindikationen bekannt.

4.38.2 Arbeit mit dem Pferd

Im Kontext der therapeutischen Arbeit mit dem Pferd ergeben sich zahlreiche Situationen, in denen sich eine Verhaltensbeobachtung anbietet und durchführen lässt. Besonders die Tatsache, dass die Patientinnen/Klientinnen mit dem Pferd in Interaktion treten, eröffnet mannigfaltige Möglichkeiten der Beobachtung und liefert uns oft Erkenntnisse über ihr Verhalten, die in einem anderen Setting im Verborgenen geblieben wären.

Dazu ein Beispiel aus der Praxis.

FALLBEISPIEL

Eine Angstpatientin hat sich im Setting der therapeutischen Praxis als empathisch, mitfühlend und altruistisch dargestellt. Sie gab an, nicht Nein sagen zu können und für alle anderen immer nur das Beste zu wollen. Sie fühle sich in die anderen hinein, richte sich nach deren Bedürfnissen und bleibe dabei selbst »auf der Strecke«.

In der ersten Begegnung mit dem Pferd zeigt sie ein ganz anderes Verhalten, als man aus ihrer Selbsteinschätzung und Selbstdarstellung hätte vermuten können. Sie hat keine Angst vor dem Pferd und nähert sich ihm fast übergriffig. Sie putzt es grob und tritt in keinster Weise mit dem Pferd in wirklichen Kontakt. Es geht ihr in der Situation offensichtlich gut. Sie erzählt von ihren Erlebnissen am Vortag, lacht und ist ausschließlich mit sich selbst beschäftigt. Ihr Ziel ist es, das Pferd »schön sauber« zu putzen, d. h. es »richtig« zu machen, somit sich selbst und ihren perfektionistischen Ansprüchen gerecht zu werden und nicht mit dem Pferd als Interaktionspartner in Kontakt zu treten und es ihm »recht zu machen«, wie es aus ihrer Selbstbeschreibung zu erwarten gewesen wäre. Allenfalls versucht sie, es der Therapeutin recht zu machen, die jedoch diesen Anspruch an Sauberkeit gar nicht an die Patientin gestellt hat. Somit zeigt die Patientin weder empathisches und altruistisches Verhalten gegenüber dem Pferd oder der Therapeutin noch irgendein wirkliches Interesse an den Bedürfnissen des Pferdes. Als sie mit dem Putzen fertig ist, sagt sie: »So, jetzt bist du schön sauber und ich bin mal wieder dreckig.« Die Patientin gibt die Verantwortung nach außen ab und begibt sich in die »Opferrolle«.

Diese Sequenz stellt eine sehr wichtige Verhaltensbeobachtung dar. Der Gewinn für die Diagnostik, den Therapieplan und den weiteren Therapieverlauf ist enorm. Das Verhalten der Patientin wäre mit der Zeit bestimmt auch im therapeutischen Setting der Praxis zutage getreten. Man hätte aber wertvolle Zeit verstreichen lassen und die Therapie wäre eventuell zunächst in eine falsche Richtung gelaufen.
Mit der Information aus der spontanen Verhaltensbeobachtung konnte der Therapieplan korrigiert werden und der Patientin wurde, vorsichtig und langsam, ihre verzerrte Selbsteinschätzung und Selbstwahrnehmung Schritt für Schritt nahegebracht.

4.39 Verhaltensübungen – Rollenspiele

4.39.1 Allgemeine Beschreibung

Verhaltensübungen und Rollenspiele sind essenzielle Elemente des therapeutischen Prozesses. Sie ermöglichen es den Patientinnen/Klientinnen, in einem geschützten Rahmen die Auswirkungen ihres Verhaltens bzw. ihres neu erlernten Verhaltens kennenzulernen, zu reflektieren und somit der Kontrolle zugänglich zu machen.

Voraussetzungen sind die Fähigkeiten zur Selbstbeobachtung, Selbstreflexion und Selbstkontrolle. Mit Verhaltensübungen und Rollenspielen kann man erwünschte Fertigkeiten einüben, erproben und neu etablieren. Später kann das neu erlernte Verhalten dann in den Alltag übertragen werden.

Üblicherweise werden Verhaltensübungen und Rollenspiele im therapeutischen Setting einer Praxis durchgeführt, entweder in einer Gruppe oder zusammen mit der Therapeutin. Hier bietet sich die Stuhlübung an, in der die Patientinnen/Klientinnen in verschiedene Rollen schlüpfen, die jeweils einem bestimmten Stuhl zugeordnet werden. Verhaltensübungen und Rollenspiele sind aber auch in der Arbeit mit dem Pferd hervorragend einsetzbar.

Verhaltensübungen und Rollenspiele sind in allen Therapieformen, in denen das Pferd zum Einsatz kommt, denkbar und sinnvoll. Sie können darüber hinaus besonders zusammen mit dem Pferd viel Spaß machen und bieten sich besonders gut für das heilpädagogische Reiten an, um neue Verhaltensweisen und Fertigkeiten in einem geschützten Rahmen einzuüben und zu festigen.

Es sind keine Kontraindikationen bekannt.

4.39.2 Übungen mit dem Pferd

Wahrscheinlich werden Sie es schon ahnen, dass sich diese Interventionsmethoden in der Arbeit mit dem Pferd ideal durchführen lassen. Im Grunde sind viele Situationen, die in der Interaktion mit dem Pferd stattfinden, automatisch Verhaltensübungen und/oder Rollenspiele; denken wir nur an das

Training sozialer Kompetenzen (→ Kap. 4.3). Das Pferd stellt auch bei den Verhaltensübungen und Rollenspielen wieder einen kompetenten, ehrlichen Sozialpartner dar, der wertneutral und authentisch interagiert, das Verhalten der Patientinnen/Klientinnen spiegelt, unangebrachtes Verhalten verzeiht und korrektes Verhalten direkt durch positive Rückmeldung belohnt. Ein besseres Setting ist für eine solche Intervention nicht denkbar und ermöglicht es den Patientinnen/Klientinnen, schnell und effektiv verschiedene Verhaltensweisen zu erproben, alternatives Verhalten zu entwickeln und erwünschtes bzw. konstruktives Verhalten zu etablieren. Für die Therapeutinnen stellt es zudem eine dankbare Möglichkeit dar, das Verhalten und die Interaktion der Patientinnen/Klientinnen von außen zu beobachten und entsprechend gut Rückmeldung und Hilfestellung geben zu können.

Als zusätzliches Hilfsmittel hat es sich sehr bewährt, kleine Videosequenzen, die man einfach mit dem Handy aufnehmen kann, einzusetzen, um anschaulich Rückmeldung über das Verhalten in einer Übung geben zu können sowie Veränderungen im Verhalten und den daraus erwachsenden Konsequenzen zu dokumentieren und zurückzumelden.

Im Folgenden soll eine Sequenz von Verhaltensübungen vorgestellt werden, die bei vielen Störungsbildern und auch in der Selbsterfahrung oder beim Coaching zum Einsatz kommen können.

Für diese Übungen brauchen wir ein zuverlässiges Therapiepferd, das sich ohne Bedenken von unerfahrenen Reiterinnen reiten lässt und deren Hilfen willig folgt. Zusätzlich müssen wir mit den Patientinnen/Klientinnen entsprechende Vorübungen durchführen, damit sie das Pferd ohne Probleme im Schritt durch die Bahn lenken können. Das Thema der vorgestellten Verhaltensübungen ist die Übernahme von Verantwortung. Ein Thema, das fast jeden Menschen in irgendeiner Art und Weise betrifft. Diese Verhaltensübungen ermöglichen es, die Übernahme von Verantwortung erlebbar zu machen, sodass eine Verhaltensanalyse, eine Verhaltensmodifikation und das Etablieren alternativen Verhaltens wieder auf eine spielerische Art und Weise erreicht werden können.

ÜBUNGEN

Die vorgestellte Patientin leidet unter leichten bis mittelschweren depressiven Episoden. Die Übernahme von Eigen- und Fremdverantwortung ist ein aktuelles Thema im therapeutischen Prozess. Die Patientin hat nicht gelernt, Eigen- und Fremdverantwortung adäquat zu tragen. Sie erfüllt zwar gewissenhaft ihre Pflichten und hat für jeden ein offenes Ohr, aber dieses Verhalten wurde ihr als erwünschtes Verhalten in ihrer Kindheit und Jugend antrainiert. Sie zeigt es letztendlich, um zum einen eine positive Reaktion von außen und somit eine positive Verstärkung zu erhalten, zum anderen, um ihren verinnerlichten Ansprüchen an sich selbst gerecht werden zu können (Vermeidung von Schuldgefühlen = negative Verstärkung). Dies bedeutet, es ist letztendlich nicht ehrlich und erfolgt nicht freiwillig, aus ihrem Herzen heraus, sodass sich die Patientin durch dieses Verhalten immer wieder selbst erschöpft. Sie regrediert dann in ein kindliches Verhalten mit einem hohen Bedürfnis, Verantwortung abzugeben und versorgt zu werden, ganz besonders dann, wenn ihr die positive und/oder negative Verstärkung verwehrt bleiben. Da sie das in ihren Beziehungen immer wieder erfährt, tritt sie regelmäßig, wütend und traurig den depressiven Rückzug an.
Diese Elemente wurden in der Verhaltensanalyse, im Setting der Praxis, unter Einbeziehen der Lern- und Entwicklungsgeschichte zuvor herausgearbeitet. Die Patientin möchte nun lernen, Eigen- und Fremdverantwortung adäquat, d. h. aktiv, freiwillig und aus ihrem Herzen heraus zu übernehmen, ohne

auf positive Rückmeldung von außen oder das Vermeiden von Schuldgefühlen (negative Verstärkung) angewiesen zu sein. Auf der anderen Seite möchte sie lernen, sich adäquat abzugrenzen, wenn dies notwendig ist. Das Ziel der nachfolgend beschriebenen Therapieeinheit ist es, die Übernahme von Verantwortung erlebbar und damit der Reflexion und Kontrolle zugänglich zu machen. Die Möglichkeit zur Übernahme von Verantwortung soll nicht als Pflicht, sondern als positive Ressource erlebt werden.

Nachdem die Patientin das Pferd aus dem Stall geholt, begrüßt und geputzt hat, wird es mit einem Pad und einem Voltigiergurt ausgestattet und mit einer dicken, doppelt gebrochenen Trense aufgezäumt (selbstverständlich können wir bei einem entsprechend ausgebildeten und zuverlässigen Pferd auch eine gebisslose Zäumung verwenden). Das Halfter behält das Pferd darunter an, damit es zusätzlich von der Therapeutin geführt werden kann. Die Patientin führt das Pferd in die Reitbahn und steigt an der Aufstieghilfe auf das Pferd. Sie hat in entsprechenden Vorübungen das Rüstzeug an die Hand bekommen, das Pferd alleine im Schritt durch die Reitbahn zu reiten.

Übungseinheit 1

Zunächst wird die in Kapitel 4.10 beschriebene Entspannungsübung vorgeschaltet, bei der die Patientin alles, was sie aktuell belastet, abfließen lässt, damit sie sich ausschließlich auf die Übungen konzentrieren, loslassen und sie genießen kann.

Die Patientin bekommt danach die Instruktion, sich an den Griffen des Voltigiergurtes festzuhalten. Die Therapeutin wird das Pferd einige Runden führen und die Patientin soll bewusst jegliche Verantwortung an die Therapeutin und das Pferd abgeben. Sie braucht rein gar nichts zu tun. Sie darf das Sitzen auf dem Pferd, das Geführt- und Getragenwerden genießen. Wenn es ihr guttut, kann sie die Augen schließen.

Die Therapeutin führt das Pferd durch die Bahn. Es sollte nicht gesprochen werden, damit die Patientin sich auf die Gefühle des Getragenwerdens konzentrieren und diese genießen kann. Nach zwei bis drei Runden hält die Therapeutin das Pferd an und lässt sich von der Patientin eine kurze Rückmeldung über das Erlebte geben. In diesem Fall konnte die Patientin das Getragenwerden und das Abgeben der Verantwortung sehr genießen und äußert den Wunsch, dass das doch immer so sein möge. Die Therapeutin lässt dies bewusst so stehen. Wichtig ist die Rückmeldung, dass das Ziel der ersten Übungseinheit erreicht wurde und die Patientin das Abgeben der Verantwortung empfinden konnte.

Übungseinheit 2

Für die zweite Übungseinheit wird die Patientin instruiert, die Zügel in die Hände zu nehmen. Die Zügel sollen lang durchhängen. Die Therapeutin wird die Patientin erneut einige Runden führen, die Patientin soll aber nun die Bewegungen bewusst mitmachen und sich mit ihrem Sitz und den Zügeln entsprechend den Wendungen in der Bahn mitbewegen. Das bedeutet, sie wird einen Anteil an der Verantwortung übernehmen, kann sich aber weiter auf die Führung der Therapeutin verlassen. Sie bekommt auch hier wieder die Instruktion, genau auf ihre Empfindungen zu achten.

Die Therapeutin führt die Patientin zwei bis drei Runden und hält das Pferd dann wieder an, um sich die Rückmeldung der Patientin zu holen. Die Patientin sagt, sie habe sich weiterhin geborgen und aufgehoben gefühlt, aber es habe ihr auch Spaß gemacht, mehr im Kontakt mit dem Pferd zu sein und es mit zu lenken. Auch diese Rückmeldung lässt die Therapeutin so stehen. Wichtig war das positive Erleben der Patientin bei der geteilten Übernahme von Verantwortung.

Übungseinheit 3

In der dritten Übungseinheit soll die Patientin die Zügel etwas mehr aufnehmen, sodass sie die Richtung, in die das Pferd gehen soll, bestimmen kann. Die Therapeutin hält den Strick weiterhin in der Hand und geht neben dem Pferd her, erfüllt aber nur noch eine begleitende, keine führende Funktion mehr.

Die Patientin reitet das Pferd an und reitet einige Runden und Zirkel. Die Therapeutin begleitet und unterstützt sie dabei.

Nach einigen Runden hält die Patientin das Pferd an und die Therapeutin lässt sich erneut Rückmeldung über das Erlebte geben. Die Patientin berichtet, dass sie zunächst ein Unwohlsein empfunden habe und einen gewissen Druck, nun mehr Verantwortung übernehmen zu müssen. Sie habe sich jedoch mit der Begleitung der Therapeutin weiterhin sehr sicher gefühlt und hätte deshalb über ihre Situation nachdenken können. Sie habe sich daran erinnert, was sie mit der Therapeutin zuvor erarbeitet hatte, nämlich dass sie das Pferd reiten *dürfe* und nicht *müsse*. Sie habe sich dann gefragt, so wie sie es gelernt hatte, ob sie das Pferd auch reiten *wolle*. Darauf habe sie sich ein klares Ja geben können, da es für sie eigentlich nichts Schöneres gibt, als ein Pferd zu reiten. Von da an habe sie das Reiten genossen und sich gefreut, dies aktiv tun zu können.

Diese Veränderung in der Wahrnehmung der Selbstwirksamkeit und der damit zusammenhängenden Eigen- und Fremdverantwortung ist ein sehr gutes und vielversprechendes Ergebnis dieser Übungssequenz! Die Patientin konnte wahrnehmen, dass die Übernahme von Verantwortung mit positiven Gefühlen besetzt sein kann, wenn sie sich freiwillig und aktiv dafür entscheidet.

Übungseinheit 4

In der vierten Übungseinheit soll die Patientin das Pferd eigenständig einige Runden durch die Bahn reiten, ohne dass die The-

rapeutin nebenhergeht. Der Strick wird vom Pferd gelöst. Das bedeutet, die Patientin wird nun die Verantwortung für sich und das Pferd alleine tragen. Sie soll wiederum auf ihre Empfindungen achten.
Die Patientin reitet einige Runden durch die Bahn. Sie reitet einige Volten und wechselt durch die ganze Bahn. Es macht ihr sichtlich Spaß, das Pferd selbstständig zu reiten. Wenn das Pferd ihren Hilfen willig folgt, lobt sie es glücklich. Das Pferd geht zufrieden und die Patientin ist mit großem Einsatz bei der Sache.
Nach einigen Runden hält sie das Pferd wieder bei der Therapeutin an und gibt Rückmeldung über das Erlebte. Sie sagt, es habe ihr viel Spaß gemacht, das Pferd alleine zu reiten. Es sei ja auch sehr brav gewesen und sie hätten gut harmoniert. Sie habe einen Moment etwas Angst verspürt, die Verantwortung für die Situation nun so bewusst alleine zu tragen, sich dann aber auf das Pferd konzentriert und sich mehr dem Gefühl der Freude am Reiten gewidmet. Sie habe sich gesagt, so wie sie es zuvor in der Therapie gelernt hatte, dass sie es jederzeit sagen könne, wenn sie sich unsicher fühle oder die Übung abbrechen wolle. Dadurch sei sie aber eher immer sicherer geworden und wüsste nun, dass sie gerne richtig reiten lernen möchte.
Der Patientin wird am Schluss bewusst die Entscheidung überlassen, ob sie das Pferd alleine oder am Strick geführt bis zum Anbindplatz zurückreiten möchte. Sie überlegt kurz und entscheidet sich dafür, es gerne zu versuchen, das Pferd alleine, ohne Strick zurückzureiten. Sie wünscht sich, dass die Therapeutin nebenher geht, damit sie zur Not eingreifen kann. Diese Entscheidung ist durchdacht und »erwachsen«. Die Patientin fordert sich aktiv, ohne sich zu überfordern. Sie übernimmt die Verantwortung für sich und das Pferd auf eine gute und adäquate Weise. Darüber gibt ihr die Therapeutin positive Rückmeldung und verstärkt somit das neu erworbene Verhalten.

Die Patientin reitet das Pferd zurück zum Anbindeplatz und steigt dort glücklich ab. Das Pferd wird abgetrenst, Decke und Voltigiergurt werden abgenommen, die Hufe ausgekratzt und anschließend wird das Pferd mit einem Leckerli auf die Koppel entlassen.
Zum Abschluss der Therapieeinheit findet eine kurze Nachbesprechung statt. Zusammen mit der Patientin wird der Unterschied im Empfinden herausgearbeitet zwischen der freiwilligen und aktiven Übernahme von Verantwortung und der Übernahme von Verantwortung aus einer Verpflichtung heraus. Es wird hervorgehoben, dass die Übernahme von Verantwortung mit einer aktiven Entscheidung dafür oder dagegen verbunden ist. In beiden Fällen sollten die Konsequenzen bedacht und auch dafür eine bewusste Entscheidung zur Übernahme der Verantwortung getroffen werden. Im weiteren therapeutischen Prozess wird das Fragen nach den inneren und äußeren Grenzen, der inneren und äußeren Konfliktfähigkeit und der Selbstsicherheit der Patientin aufwerfen, die es dann im Anschluss weiter zu bearbeiten gilt.

Diese Verhaltensübungen sind somit aufdeckend und verändernd zugleich.
Das Ziel der vorgestellten Therapieeinheit mit dem Pferd ist vollumfänglich und zufriedenstellend erreicht worden. Die Patientin wurde mit ihren inneren Konflikten auf sanfte Weise konfrontiert. Sie konnte einen wichtigen Lernschritt nachholen, den sie in ihrer Entwicklung nicht erleben durfte, nämlich in der Übernahme von Verantwortung begleitet und unterstützt zu werden, bis sie in der Lage ist, die Verantwortung freiwillig, aktiv und sogar mit Freude zu übernehmen. Sie durfte erleben, dass die Übernahme von Verantwortung etwas Positives oder gar Schönes sein kann und dass sie den Grad, in dem sie Verantwortung übernehmen will, bewusst entscheiden kann.

Das Pferd hat in diesem Prozess eine angenehme und positive Lernatmosphäre geschaffen und die Patientin in ihrem Lernprozess zusätzlich positiv unterstützt, indem es auf das Verhalten der Patientin freundlich und kooperativ reagiert hat, was zusätzlich eine positive Verstärkung für das alternative Verhalten der Patientin darstellt.

4.40 Verhaltensverträge

Verhaltensverträge sind aus keiner Therapie wegzudenken und so auch Teil der Therapie mit den Pferden. Dabei handelt es sich nicht immer um schriftliche Verträge im üblichen Sinne. Auch die Vereinbarung von Hausaufgaben, die Absprache bestimmter Übungen oder Regeln beim Umgang mit den Pferden haben Vertragscharakter. Verhaltensverträge sollten stets eine positive Verstärkung bewirken und immer klare Kriterien für eine erwünschte Zielerreichung enthalten.

Verhaltensverträge stecken auch die Rahmenbedingungen für den therapeutischen Prozess und das therapeutische Setting ab. Wie man sie im Einzelnen ausgestaltet, schriftlich oder mündlich, bleibt der jeweiligen Situation geschuldet.

Verhaltensverträge bieten sich bei einer Psychotherapie an, aber auch im Setting eines Coaching, einer Reittherapie und des heilpädagogischen Reitens.

MERKE

Verhaltensverträge sollten immer im Einvernehmen mit den Patientinnen/Klientinnen ausgehandelt werden, da sie sonst Widerstand erzeugen könnten und kontraproduktiv wirken würden.

4.41 Verstärkung

4.41.1 Allgemeine Beschreibung

Bei der Verstärkung unterscheidet man zwischen positiver und negativer Verstärkung. Positive Verstärkung bedeutet, dass auf ein bestimmtes Verhalten eine positive Konsequenz folgt, welche die Auftretenswahrscheinlichkeit des Verhaltens erhöht. Bei der negativen Verstärkung erfolgt die Belohnung des Verhaltens über das Wegfallen bzw. Vermeiden einer negativen Konsequenz. Auch dies hat zur Folge, dass die Auftretenswahrscheinlichkeit des Verhaltens erhöht wird. Mit jeder Art der Verstärkung geht in der Regel eine Verbesserung der emotionalen Befindlichkeit einher.

Beide Verstärkermechanismen tragen zur Entstehung und Aufrechterhaltung von Störungen, aber auch zum Lernen, d.h. zum Aufbau alternativen Verhaltens und damit zur Verhaltensänderung bei. Somit können beide Verstärkerprinzipien auch therapeutisch genutzt und gezielt eingesetzt werden. In multimodalen Therapiekonzepten haben Verstärker immer ihren Platz im therapeutischen Geschehen. Nach Lilian Blöschl (2015) unterscheidet man soziale und materielle Verstärker, Selbstverstärkung, Münzverstärkung sowie verstärkende Aktivitäten, wie es z.B. beim Aktivitätsaufbau (→Kap. 4.2) der Fall ist. In der therapeutischen Beziehung haben die sozialen Verstärker wie Lob, Zuwendung und Aufmerksamkeit eine vorrangige Bedeutung.

Verstärkermechanismen sind Teil aller therapeutischen Settings und können auch sinnvoll, gezielt und nachhaltig in allen Settings mit dem Pferd eingesetzt werden.

MERKE
Verstärkermechanismen und deren Konsequenzen sollten allen Therapeutinnen bewusst sein, um sie effektiv nutzen und unerwünschte Effekte abwenden zu können.

4.41.2 Arbeit mit dem Pferd

Das Prinzip der positiven, aber auch der negativen Verstärkung wurde im Zusammenhang mit der Arbeit mit dem Pferd bereits mehrfach erwähnt. Der Umgang mit den Pferden stellt in der Regel bereits an sich eine positive Verstärkung dar und hebt die Stimmung der Patientinnen/Klientinnen im Allgemeinen, ohne dass wir viel dazu tun müssen. Dabei spielen nicht zuletzt die therapierelevanten Eigenschaften des Pferdes (→Kap. 3) eine ausschlaggebende Rolle. Diese schönen, sanften und beeindruckenden Wesen fesseln uns Menschen, regen unsere Fantasie an, lassen uns häufig sehr schnell Raum und Zeit vergessen, im Hier und Jetzt ankommen und verbessern nachhaltig unsere Stimmungslage. Im therapeutischen Kontext kommt dem Aktivitätsaufbau (→Kap. 4.2), der im Umgang mit dem Pferd automatisch stattfindet, eine besondere, positive Verstärkerfunktion zu.

Das Pferd bietet eine enorme Vielfalt an Selbsterfahrungsmöglichkeiten, bei denen es durch seine ehrliche und wertneutrale Spiegelung unseres Verhaltens und die positive Verstärkung adäquaten Verhaltens einen therapeutischen Effekt aufweist, der in anderen Settings kaum so schnell und so nachhaltig zu erreichen ist.

Vor allem soll an dieser Stelle noch einmal der Effekt der positiven und negativen Verstärkung im Zusammenhang mit dem Training sozialer Kompetenzen, in den Verhaltensübun-

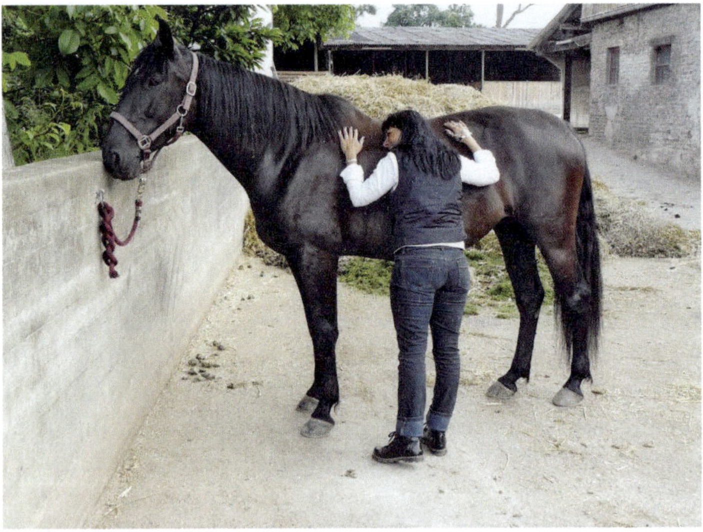

Eine positive Verstärkung, ein Aktivitätsaufbau und ein Anheben der Stimmungslage sind uns in der Arbeit mit den Pferden gewiss.

gen, im Aktivitätsaufbau, in der Achtsamkeit, der Entspannung, aber auch im Diskriminationstraining, der Empathie, dem idealisierten Selbstbild und in der Selbsteinbringung hervorgehoben werden. Das bedeutet: Wenn wir das Pferd in der Therapie einsetzen, ist uns das Prinzip der Verstärkung gewiss!

4.42 Zeitprojektion

4.42.1 Allgemeine Beschreibung

Unter Zeitprojektion versteht man eine Technik, bei der die Patientinnen/Klientinnen angeleitet werden, sich angenehme Situationen vorzustellen und/oder sich in die Verwirklichung von positiven Zielen hineinzuversetzen. Im Grunde sind mit Zeitprojektionen Tagträume gemeint, mit denen sich die Patientinnen/Klientinnen bewusst und gezielt in einen positiven emotionalen Zustand bringen können. Ziel ist es, eine aktuelle, als negativ oder unangenehm empfundene Situation zu relativieren und die entsprechenden negativen Emotionen zum Positiven zu verändern. Es soll eine prospektive Orientierung mit mehr Optimismus erreicht werden.

Diese Technik fördert die Selbstwirksamkeit, die Veränderungsmotivation und das Selbstvertrauen. Sie wirkt als Ablenkung und zeigt im besten Falle mögliche Lösungswege auf.

Wirkmechanismen sind eine akute Stimmungsaufhellung, ein möglicher Aktivitätsaufbau, Lernprozesse in sensu, eventuelles emotionales und kognitives Neubenennen, positive wie negative Verstärkung und eine Art des Gedankenstopps.

Diese Intervention bietet sich besonders bei depressiven Störungen an, aber auch bei allen anderen Störungsbildern, die einer positiven Motivation und/oder Aufhellung auf der emotionalen Ebene bedürfen.

Zeitprojektionen sind in allen therapeutischen Settings, in denen wir mit dem Pferd arbeiten, denkbar und sinnvoll einsetzbar.

MERKE
Es muss gewährleistet sein, dass die Patientinnen/Klientinnen, ähnlich wie bei der Imagination (→Kap. 4.17), in der Lage sind, sich in bestimmte Situationen emotional hineinzuversetzen und die evozierten Emotionen positiv und motivierend wirken.

4.42.2 Arbeit mit dem Pferd

In der Arbeit mit dem Pferd können wir uns auch diese Methode leicht zunutze machen. Die Arbeit mit dem Pferd fördert oft schon an sich eine Stimmungsaufhellung, eine Aktivierung und Motivierung und ruft in den meisten Fällen positive bis euphorische Gefühle hervor. Die positiv besetzten Situationen mit dem Pferd können gut als Einstieg in diese Technik genutzt werden und bieten uns schnell und zuverlässig ein Instrument, einer Patientin/Klientin ein Tool an die Hand zu geben, mit dem sie sich in einen positiveren emotionalen Zustand versetzen kann. Sollte die Patientin/Klientin bestimmte Ziele in Bezug auf das Pferd oder die Therapie mit dem Pferd haben, können wir diese Ziele ebenfalls in die Übungen einbeziehen. Die Patientinnen/Klientinnen erhalten die Hausaufgabe, sich die erarbeiteten Situationen und/oder Ziele bis zur nächsten Therapieeinheit zu Hause vorzustellen, wenn sie sich in einer schlechten Stimmungslage befinden. Später lassen sich im Setting der Praxis auch Situationen und Ziele außerhalb der Arbeit mit dem Pferd sehr leicht erarbeiten und den Patientinnen/Klientinnen zugänglich machen. Gegebenenfalls kann man diese Technik mit anderen Methoden kombinieren, z.B. mit dem Gedankenstopptraining, der kognitiven Umstrukturierung, dem kognitiven und emotionalen Neubenennen, dem Problemlösetraining, dem idealisierten Selbstbild, der Selbstverbalisation, Selbstinstruktion und der Selbstverstärkung.

Im Folgenden soll ein Beispiel für eine Zeitprojektion mit einer depressiven Patientin vorgestellt werden.

FALLBEISPIEL

Die Patientin wurde in der Vorbereitung der Therapieeinheit in das Prinzip der Zeitprojektion eingeführt. Sie blüht im Kontakt mit den Pferden auf und freut sich über den positiven Kontakt, ihre Erfolgserlebnisse und die Bewegung draußen und in der Natur.

Zu Beginn der Therapieeinheit holt die Patientin das Pferd aus dem Stall, begrüßt es, führt es zum Anbindeplatz und putzt es. Sie bekommt für diese Therapieeinheit die Instruktion, jede positive Emotion im Umgang mit dem Pferd und in den Übungen sehr bewusst wahrzunehmen. Die Therapeutin fragt sie zwischendurch immer wieder nach ihren emotionalen Wahrnehmungen, um das Erreichen des Ziels dieser Stunde gewährleisten zu können.

Für diese Therapieeinheit werden gezielt Übungen ausgewählt, bei denen sich die Patientin wohlfühlt und ein Erfolgserlebnis hat, besonders hinsichtlich ihrer Selbstwirksamkeit. So darf sie in dieser Einheit wählen, was sie gerne mit dem Pferd machen möchte. Die Patientin entscheidet sich für einen Ausflug in die Natur. Sie möchte das Pferd zunächst selbst ein Stück führen und mit ihm spazieren gehen. Dann möchte sie es etwas grasen lassen und auf dem Rückweg auf dem Pferd sitzend von der Therapeutin geführt werden, damit sie die umgebende Natur und die Wärme des Pferdes noch ausgiebiger genießen kann.

Für diesen Plan wird dem Pferd wieder ein Pad auf- und ein Voltigiergurt angelegt. Es trägt ein Knotenhalfter, über das (bei diesem Pferd) eine ausreichend gute Einwirkung möglich ist. Für die Übung bietet sich ein ruhiges, ausgeglichenes Pferd an, das gleichzeitig in der Lage ist, guten, interessierten Kontakt zur Patientin aufzunehmen, um sie in ihrem Vorhaben optimal zu unterstützen.

Nachdem die Patientin ihre selbstgestaltete Therapieeinheit zufrieden und glücklich beendet hat, wird das Pferd wieder abgesattelt, die Hufe ausgekratzt und anschließend mit einem Leckerli auf die Koppel entlassen.

Nun folgt der eigentliche Teil der Übung zur Zeitprojektion. Dafür ist es notwendig, dass man einen ruhigen Raum zur Verfügung hat, in dem man die weitere Übung durchführen kann. Das darf auch ruhig im Sommer auf einer abgelegenen Wiese sein, wo man von niemandem gestört werden kann.

Nachdem wir mit der Patientin eine kurze Entspannungsübung durchgeführt haben, wird sie angeleitet, sich die einzelnen Sequenzen der Therapieeinheit noch einmal bildlich vorzustellen und die positiven Emotionen nachzuvollziehen. Dafür gibt die Therapeutin zunächst die einzelnen Sequenzen noch einmal vor und hält anschließend Rücksprache, ob sich die Patientin die Situationen und die damit verbundenen positiven Emotionen auch bildhaft vorstellen konnte. Bejaht sie das, wird sie im Anschluss aufgefordert, die einzelnen Sequenzen noch einmal selbst zu imaginieren. Gelingt auch dieses, bekommt sie die Hausaufgabe, sich die Sequenzen der absolvierten Therapieeinheit vorzustellen und die beteiligten positiven Emotionen hervorzurufen, wann immer sie in einer schlechten Stimmung ist. Zusätzlich wird ein erreichbares Ziel definiert, das sie sich zusätzlich vor Augen führen soll, wenn sie es geschafft hat, ihre Stimmungslage zu verbessern. Dies war im vorgestellten Fall das Ziel, das Pferd alleine, in Begleitung der Therapeutin, in die Natur zu reiten. Auch diese Vorstellung wird gemeinsam mit der Patientin eingeübt.

Die vorgestellte Patientin entwickelte von selbst weitere positive Zeitprojektionen, in denen sie sich vorstellte, wie es wäre, wenn sie ein Pflegepferd hätte, mit dem sie alleine spazieren gehen oder vielleicht eines Tages alleine ausreiten könnte. Es gelang ihr in vielen Situationen, in denen sie sich schlecht fühlte, sich mit ihren Zeitprojektionen in eine positive Stimmungslage zu versetzen. Es fand ein Aktivitätsaufbau statt, die Selbstwirksamkeit wurde nachhaltig verbessert und die Veränderungsmotivation der Patientin deutlich angehoben.

Später wurden im Setting der Praxis weitere, alltägliche, angenehme Situationen und positive Ziele formuliert und in Zeitprojektionen greifbar gemacht.

Ich denke, dass in keinem anderen therapeutischen Setting solch tief greifende Veränderungen im Verhalten in so kurzer Zeit zu erreichen gewesen wären.

Die Patientin sagte zum Ende der Therapie: »Die Pferde haben mir das Leben gerettet.«

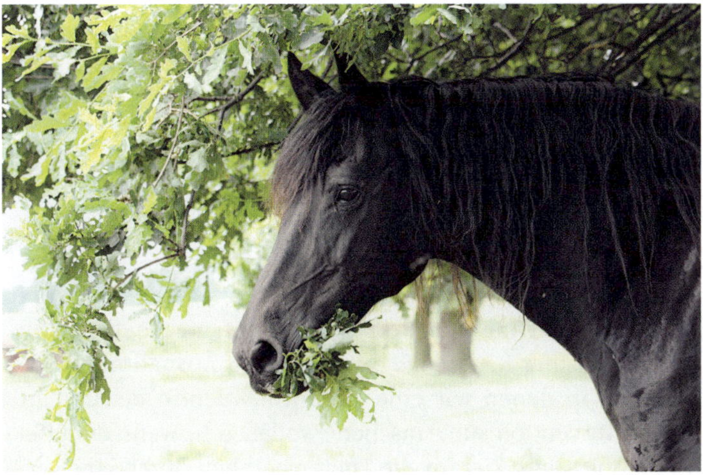

5 Vorbereitung, Nachbereitung und Gestaltung einer Therapieeinheit mit dem Pferd

Die nun folgenden Vorgehensweisen haben sich in meiner Praxis bewährt, stellen aber keinen Anspruch auf Allgemeingültigkeit. Sie dienen als Vorlage und Anregung, wie man eine Therapieeinheit mit dem Pferd sinnvoll und Erfolg versprechend gestalten kann. Dabei beziehen sich die Vorschläge in erster Linie auf eine psychotherapeutische Intervention. Für andere Therapieverfahren muss die Gestaltung der Therapieeinheiten entsprechend angepasst und/oder ergänzt werden.

5.1 Vorbereitung einer Therapieeinheit mit dem Pferd

Die Vorbereitung einer Therapieeinheit mit dem Pferd wird in der Regel im Setting einer Praxis oder in entsprechenden Räumlichkeiten einer Reitanlage durchgeführt. Ausnahmen bilden Stunden, in denen wir eine Patientin/Klientin bewusst mit einer Intervention »überraschen« wollen, d.h., wenn der Effekt und das gesetzte Ziel für die Therapieeinheit durch eine gegebene, entsprechende Transparenz gefährdet sein könnten.

Hierzu ein kurzes Beispiel.

FALLBEISPIEL

Bei einer sehr entscheidungsschwachen, unsicheren und altruistisch veranlagten Patientin sind die erklärten Therapieziele das Erreichen von Selbstsicherheit und die Entwicklung der Fähigkeit, klare Entscheidungen zu treffen und zu kommunizieren. Diese Ziele bleiben auch für die zu planende Therapieeinheit mit dem Pferd bestehen, jedoch hält die Therapeutin die von ihr konkret geplante Intervention »geheim«. Sie teilt der Patientin lediglich mit, dass sich die Therapieeinheit mit dem Pferd mit dem Thema »Selbstsicheres Verhalten« beschäftigen wird. In der Therapiesituation fordert die Therapeutin die Patientin auf, sich eines der möglichen Therapiepferde für die Stunde auszusuchen. Hätte sie dies der Patientin vorher mitgeteilt, hätte diese sich die Lösung überlegen können und die Situation der spontanen Entscheidungsfindung und deren Kommunikation wäre verhindert worden.

Der Entscheidungsprozess der Patientin nahm in diesem Fall die ganze Therapieeinheit in Anspruch und wurde mit verschiedenen aufdeckenden, stützenden und lösungsorientierten Interventionsmethoden begleitet, ohne der Patientin die Entscheidung abzunehmen.

In allen anderen Fällen, in denen wir keinen »Überraschungseffekt« erzielen wollen, arbeiten wir mit der entsprechenden Transparenz, die für die verhaltenstherapeutische Behandlung charakteristisch ist sowie die Motivation, die Eigenverantwortung und die Compliance der Patientinnen/Klientinnen fördert. Gleiches gilt auch für andere therapeutische Settings.

Wir legen mit den Patientinnen/Klientinnen die Ziele für die Therapie mit dem Pferd fest: Globalziele (langfristig), Teilziele (mittelfristig) und Stundenziele (kurzfristig). Das heißt, die Stundenziele sind mit einer bestimmten Thematik verbunden, aus der ein Teilaspekt für die jeweilige Stunde herausgegriffen wird.

Nehmen wir an, ein mögliches Globalziel wäre die Reduktion einer depressiven Symptomatik, um ein zufriedenes, selbstbestimmtes Leben führen zu können. Dann wären mögliche Teilziele unter anderem der Aufbau von Selbstwert, Selbstvertrauen und Selbstsicherheit, das adäquate Setzen von inneren und äußeren Grenzen, das Erlernen der Fähigkeit, eigene Gefühle und Bedürfnisse ausreichend wahrzunehmen, adäquat in Handlung umzusetzen und dementsprechend die Fähigkeit, Konflikte einzugehen und konstruktiv lösen zu können. Mögliche Stundenziele könnten z. B. das Erlernen von selbstsicherem Verhalten sein, das Erlernen der Fähigkeit, Führung zu übernehmen, adäquat Grenzen zu setzen oder das Wahrnehmen eigener Gefühle und Bedürfnisse, jeweils mithilfe des Pferdes als Partner und Gegenüber. Greifen wir dann beispielsweise das Erlernen von selbstsicherem Verhalten für eine Stunde heraus, kämen eine Therapieeinheit mit dem Pferd und die Intervention des Aufbaus sozialer Kompetenzen in Betracht, wie in Kapitel 4.3 beschrieben.

Anhand des festgelegten Stundenziels wird der Aufbau der Stunde mit den Patientinnen/Klientinnen besprochen. Das Stundenziel wird unter den Teilzielen und dem Globalziel sowie in das therapeutische Konzept eingeordnet, um die angestrebte Transparenz für die Patientinnen/Klientinnen herzustellen.

In der Regel werden wir nicht die gesamte Therapie zusammen mit dem Pferd durchführen, sondern jeweils Teilaspekte herausgreifen, für die sich die Arbeit mit dem Pferd im besonderen Maße eignet und anbietet. So kann die Arbeit mit dem Pferd auch isoliert und nur zu bestimmten Aspekten von Teilzielen eingesetzt werden.

Es gibt aber auch Fälle, in denen ich das gesamte Setting der Therapie mit den Pferden durchgeführt habe. Dies bietet sich an, wenn sich bereits der Beziehungsaufbau als schwierig erweist und/oder die Therapiemotivation fraglich oder schwankend ist, was oft bei Patientinnen/Klientinnen mit Persönlichkeitsstörungen der Fall ist.

Auch mit Kindern und Jugendlichen oder jungen Erwachsenen hat sich eine ausschließliche Therapie mit den Pferden bewährt.

Eine weitere Möglichkeit, die gesamte Therapie mit dem Pferd zu gestalten, wäre ein eng umrissenes Ziel oder eine eng umrissene Thematik, wie es beim Coaching, der Reittherapie, der Hippotherapie oder der Persönlichkeitsentwicklung/-schulung mit Pferden der Fall ist.

Bevor wir dann in die Therapieeinheit mit dem Pferd starten, sollten wir in jedem Fall noch mit den Patientinnen/Klientinnen mögliche Fragen, Ängste oder Sorgen abklären, damit diese einer erfolgreichen Durchführung nicht im Wege stehen.

Zur Vorbereitung auf die Therapie mit dem Pferd gehört in jedem Fall eine Schulung der Patientinnen/Klientinnen zu den Grundlagen der Pferdesprache und zum Umgang mit dem Pferd. Patientinnen/Klientinnen sollten wissen, was es bedeutet, wenn ein Pferd die Ohren anlegt, wann es einen zufriedenen, entspannten Gesichtsausdruck hat, wann es aufmerksam ist, was das Abschnauben bedeutet und wie man ein Pferd putzt, aufhalftert und anbindet. Ebenso sollten sie mit den Gegebenheiten und Regeln im jeweiligen Stall vertraut gemacht werden.

Es bietet sich an, diese Schulung in einer vorgeschalteten Stunde durchzuführen. Gerade für Patientinnen/Klientinnen, die noch keinen näheren Kontakt zu Pferden hatten, ist dies eine gute Gelegenheit, sich dem Pferd anzunähern und möglichst angstfreien Kontakt aufzunehmen.

Eine Patientin/Klientin, die noch nie Kontakt mit Pferden hatte, werden wir länger und vorsichtiger an die Situation mit dem Pferd heranführen als jemanden, der schon Kontakt zu Pferden hatte. In jedem Fall müssen wir uns in der Arbeit mit dem Pferd an die Möglichkeiten und das Tempo der Patientinnen/Klientinnen anpassen, da sonst der Therapieerfolg gefährdet sein könnte.

Abschließend noch einmal kurz zusammengefasst, welche Punkte für die Vorbereitung einer Therapieeinheit mit dem Pferd wichtig sind: Ich bereite eine konkrete Therapieeinheit mit dem Pferd vor, indem ich zunächst das Stundenziel, aus dem Kontext des therapeutischen Konzeptes heraus, gemeinsam mit den Patientinnen/Klientinnen festlege. Ich bin mir sicher, dass die entsprechende Patientin/Klientin gut auf das Zusammentreffen mit dem Pferd vorbereitet bzw. dem gewachsen ist. Ich vergewissere mich, dass für die Patientin/Klientin alle Fragen bezüglich der Therapieeinheit geklärt sind. Sodann kann ich ein konkretes Konzept für die geplante Therapieeinheit erarbeiten und wähle die möglichen Interventionsmethoden mit dem Pferd aus. Ebenso überlege ich, welches Therapiepferd für die geplante Therapieeinheit am besten geeignet ist.

Wichtig ist auch, dass ich die Gegebenheiten im jeweiligen Reitstall abklären und mich mit der Planung und der Durchführung meiner Therapieeinheit mit dem Pferd danach richten und darauf einstellen muss. Es macht beispielsweise wenig Sinn, eine Therapieeinheit zu einem Zeitpunkt zu planen und durchzuführen, wenn die Reithalle oder der Reitplatz von anderen Reiterinnen und Reitern stark beansprucht ist.

5.2 Gestaltung und Durchführung einer Therapieeinheit mit dem Pferd

Zu Beginn der Therapieeinheit begrüßen wir die Patientin/Klientin und wiederholen kurz das Thema der Stunde, das Stundenziel und die Einordnung in das therapeutische Konzept (ausgenommen oben genannter Sonderfall, in dem wir die Patientin mit der Intervention »überraschen« wollten, dann begrüßen wir nur die Patientin/Klientin).

Anschließend vergewissern wir uns, ob die Patientin/Klientin noch Fragen hat und ob es Ängste, Bedenken oder Sorgen bezüglich der vor ihr liegenden Therapieeinheit gibt. Ebenso fragen wir kurz, wie es der Patientin/Klientin geht, damit wir, wenn nötig, ggf. kreativ auf eine stark veränderte Ausgangssituation, was den inneren Zustand der Patientin/Klientin betrifft, reagieren können. Stellen wir fest, dass der Zustand einer Patientin/Klientin das Durchführen der geplanten Therapieeinheit sehr schwer oder gar unmöglich macht, so überlegen wir, welche Intervention mit dem Pferd die Patientin/Klientin stützen und stabilisieren könnte, und schlagen diese alternativ vor. Eine andere Möglichkeit ist, sich einen ruhigen Platz zu suchen und ein stützendes und stabilisierendes Gespräch ohne das Pferd zu führen.

In solch einem Fall müssen wir auch grundsätzlich abwägen, ob wir unseren sensiblen Cotherapeuten, den Pferden, eine solch emotional belastende Situation zumuten können und wollen. Diese Situation tritt zum Glück so gut wie nie ein. In der Regel kommen die Patientinnen/Klientinnen hochmotiviert und in freudiger Erwartung in die Therapiestunde mit dem Pferd.

Nach der Begrüßung gehen wir gemeinsam zu dem Pferd, mit dem die Therapieeinheit stattfinden soll. Wir begrüßen das Pferd, holen es aus dem Stall oder von der Koppel und binden es am Anbindeplatz an (je nach Thema und Ziel der Stunde und je nach Fähigkeiten der Patientinnen/Klientinnen holen und führen wir selbst oder alternativ die Patientinnen/Klientinnen das Pferd zum Anbindeplatz). Wenn die Planung für die Therapieeinheit nichts anderes vorsieht, putzen die Patientinnen/ Klientinnen zunächst das Pferd. Wie in einigen Kapiteln beschrieben, kann in dieser Phase die Intervention bereits beginnen oder aber die Patientinnen/Klientinnen dürfen das Putzen der Pferde einfach genießen, bevor wir in die eigentlichen Übungen einsteigen.

Das immer gleiche Prozedere am Anfang einer jeden Therapieeinheit gibt dem Pferd, den Patientinnen/Klientinnen und uns Therapeutinnen eine klare Struktur und stellt eine positive, ruhige Arbeitsatmosphäre her.

Ist das Pferd fertig geputzt, legen wir, wenn es das Setting der Stunde erfordert, das Pad und den Voltigiergurt auf und ziehen das passende Halfter, Knotenhalfter oder eine Trense an. Diese Arbeit übernehmen wir zum Schutz unserer Pferde immer selbst, es sei denn, in ganz bestimmten Ausnahmefällen würde sich für das Erreichen eines Stundenziels etwas anderes ergeben (z. B. idealisiertes Selbstbild, Hierarchiebildung, Verhaltensübung).

Nachdem das Pferd gerüstet ist, können wir mit den für die Stunde geplanten Interventionen und Übungen beginnen und sie entsprechend unserem Therapieplan und Stundenziel durchführen.

Es sollte immer darauf geachtet werden, dass die Interventionen/Übungen mit einem positiven Ausblick enden, selbst wenn das anvisierte Stundenziel noch nicht erreicht werden konnte. Dies ist sowohl für die weitere Motivation der Patientinnen/Klientinnen, für den Therapieerfolg als auch für die Zufriedenheit der Pferde wichtig. Auch hier ist ggf. wieder unsere Kreativität gefordert.

Nachdem wir die Übungen abgeschlossen haben, bekommt das Pferd von den Patientinnen/Klientinnen ein Leckerli (dies kann und soll natürlich jede Pferdebesitzerin für ihr Therapiepferd selbst entscheiden) und wird wieder zum Anbindeplatz zurückgebracht. Alles Zubehör wird abgenommen und die Patientinnen/Klientinnen dürfen das Pferd noch einmal kurz abbürsten und ihm die Hufe auskratzen. Sie werden angeleitet, sich ganz bewusst beim Pferd für die Stunde zu bedanken. Dann bringen sie das Pferd zurück in den Stall oder entlassen es auf die Koppel.

5.3 Nachbereitung einer Therapieeinheit mit dem Pferd

In der Nachbereitung besprechen wir mit den Patientinnen/Klientinnen das Erlebte, die Ergebnisse und vor allem neu Erlerntes. Das neu erlernte, alternative Verhalten wird herausgestellt und in das therapeutische Konzept eingeordnet. Damit stellen wir die gewünschte Transparenz für die Patientinnen/Klientinnen einmal mehr her. Wir weisen auf die mögliche Übertragung in den Alltag hin und geben, wenn es im jeweiligen Kontext sinnvoll erscheint, entsprechende Hausaufgaben mit.

Mit der Nachbereitung vertiefen wir noch einmal das Erlebte und Erfahrene und ordnen es kognitiv ein. Damit führen wir auch das veränderte, alternative Verhalten der bewussten Kontrolle zu. Kognitives und emotionales Neu- und Umbenennen werden somit leicht ermöglicht.

Zum Schluss geben wir einen kurzen Ausblick auf das weitere Vorgehen und legen gemeinsam das Stundenziel für die nächste Therapieeinheit mit dem Pferd fest. Dann verabschieden wir uns von der Patientin/Klientin und wünschen ihr viel Erfolg beim Vertiefen und Umsetzen des neu Gelernten.

6 Besonderheiten in der Therapie mit dem Pferd bei bestimmten Störungsbildern

Bei den im Folgenden genannten Störungsbildern handelt es sich ausnahmslos um Störungen, die einen nachgewiesenen Krankheitswert haben. Sie sollen und müssen immer im Rahmen eines größeren multimodalen Behandlungsrahmens mit einer intensiven Diagnostik, einem gut angelegten Therapiekonzept und einem entsprechend abgeleiteten, durchdachten Therapieplan behandelt werden. Diese Arbeit wird von geschulten Psychotherapeutinnen und Ärztinnen durchgeführt, häufig sogar im stationären Setting und in Kombination mit medikamentösen Behandlungen. Dennoch kommt es durchaus vor, dass sich Patientinnen/Klientinnen mit den folgenden Störungsbildern z.B. zur Nach- und Weiterbehandlung eigenverantwortlich bei einem Coaching oder in einem anderen Setting anmelden. Daher sind die nachfolgend dargestellten Anmerkungen durchaus auch für Coaches und Reittherapeutinnen relevant und interessant.

6.1 Depressionen

Bei depressiven Störungsbildern sind in der Therapie mit Pferden grundsätzlich alle Interventionsmethoden der Verhaltenstherapie, in einer auf das Pferd abgestimmten Form, einsetzbar und Erfolg versprechend.

Das Pferd unterstützt uns in der Behandlung von depressiven Störungen in jedem Fall wunderbar mit einem automatischen Aktivitätsaufbau, mit automatischem Kontakt, emotionaler Berührung und positiver Verstärkung. Die Patientinnen/Klientinnen werden schnell aus ihrem depressiven Rückzug gelockt, empfinden oft nach langer Zeit das erste Mal wieder Freude und fühlen sich vom Pferd (in den meisten Fällen) gesehen und verstanden. Auch der automatische Körperkontakt, der sich mit dem Pferd ergibt, ist ein nicht zu unterschätzender Faktor. Viele Patientinnen/Klientinnen genießen den oft schmerzlich vermissten Körperkontakt, die Berührungen, die Wärme des Pferdes und das »Getragenwerden«. Zusätzlich erleichtert der Kontakt mit dem Pferd den Aufbau der therapeutischen Beziehung und den Kontakt zur Therapeutin. Vertrauen wird angelegt, der therapeutische Prozess kann zügiger und effektiver gestaltet werden und fortschreiten als im Setting einer Praxis. Positive Verstärkermechanismen werden in der Arbeit mit dem Pferd schneller und nachhaltiger, da direkt erlebbar, aktiviert.

Möchte man bestimmte Interventionsmethoden in der Arbeit mit depressiven Patientinnen/Klientinnen besonders hervorheben, so sind der schon erwähnte Aktivitätsaufbau (→Kap. 4.2) zu nennen, des Weiteren Achtsamkeit (→Kap. 4.1), Aufbau sozialer Kompetenzen (→Kap. 4.3), Empathie (→Kap. 4.8), das Verändern von Einstellungen und Grundüberzeugungen (→Kap. 4.9), Gedankenstopp (→Kap. 4.12), kognitives Neubenennen und Umstrukturieren (→Kap. 4.21), Genusstherapie

(→Kap. 4.13), idealisiertes Selbstbild (→Kap. 4.16), innere Kindarbeit (→Kap. 4.18), interpersonelle Diskrimination (→Kap. 4.19), Modelllernen (→Kap. 4.24), Selbstbeobachtung (→Kap. 4.29), Selbsteinbringung (→Kap. 4.30), Selbstinstruktion (→Kap. 4.31), Selbstverstärkung (→Kap. 4.32), Verhaltensanalyse (→Kap. 4.37), Verstärkung (→Kap. 4.41) und Zeitprojektion (→Kap. 4.42).

In der Arbeit mit den Pferden sind Bereiche, die bei depressiven Patientinnen/Klientinnen besonders häufig und nachhaltig defizitär sind, leichter und effektiver zu bearbeiten sowie zu trainieren. Dazu gehören Selbst- und Fremdwahrnehmung, Übernahme von Eigen- und Fremdverantwortung, Selbstfürsorge und die Fürsorge für andere, Erleben von Selbstwirksamkeit, Erlangen von Selbstsicherheit, Setzen von inneren und äußeren Grenzen, Veränderung von Einstellungen, Fördern von Ressourcen und Fördern von Selbstverstärkung und positivem Erleben.

Mit depressiven Patientinnen/Klientinnen sollte sehr erfolgsorientiert gearbeitet werden, d. h., dass sie schnell Erfolge erleben und damit in eine Situation von positiver Verstärkung, erlebter Selbstwirksamkeit und zu einem Aktivitätsaufbau kommen. Ziele sind zunächst eine Stabilisierung und erste Rückführung der depressiven Grundsymptomatik sowie der Aufbau einer stabilen therapeutischen Beziehung und einer guten Therapiemotivation seitens der Patientinnen/Klientinnen. Später kann man dann durchaus zu einer herausfordernden oder gar konfrontierenden Arbeit übergehen. Ziel ist in jedem Fall die Rückführung der depressiven Grundstruktur mithilfe entsprechender neu erlernter Coping-Strategien auf allen Ebenen des Verhaltens, dem Denken, Fühlen und Handeln. Die in vielen Fällen zugrunde liegende »erlernte Hilflosigkeit« sollte aufgehoben werden können und alternatives Denken, Fühlen und Handeln durch entsprechende kognitive und emotionale Neubenennung und Überschreibung etabliert werden.

6.2 Angststörungen

Bei der Behandlung von Angststörungen können wir fast alle Interventionsmethoden der Verhaltenstherapie erfolgreich anwenden, wenn sie entsprechend an die Arbeit mit dem Pferd angepasst werden.

Hier ist es besonders wichtig, dass die Arbeit seitens der Patientinnen/Klientinnen freiwillig erfolgt, d.h., dass die Therapiemotivation entsprechend hoch ist, damit sie schnell in den Zustand der Eigenverantwortung und der Selbstwirksamkeit kommen. Beides wirkt einer Angstsymptomatik entgegen, um nicht gar zu sagen: Eigenverantwortliches und selbstwirksames Denken, Fühlen und Handeln schließt Angst vielleicht nicht ganz aus, aber steht in jedem Fall einem Vermeidungsverhalten entgegen und fördert somit das aktive Bewältigen von Angst.

In der Arbeit mit dem Pferd bieten sich bei der Behandlung von Ängsten folgende Interventionsmethoden besonders an: Achtsamkeit (→Kap. 4.1), Aktivitätsaufbau (→Kap. 4.2), beruhigende Versicherungen (→Kap. 4.5), Biofeedback (→Kap. 4.7), Entspannungsverfahren (→Kap. 4.10), Exposition und Konfrontation (→Kap. 4.11), Gedankenstopp (→Kap. 4.12), Hierarchiebildung (→Kap. 4.15), idealisiertes Selbstbild (→Kap. 4.16), innere Kindarbeit (→Kap. 4.18), kognitives Neubenennen und Umstrukturieren (→Kap. 4.21), Modelllernen (→Kap. 4.24), Selbstbeobachtung (→Kap. 4.29), Selbstinstruktion (→Kap. 4.31), Selbstverstärkung (→Kap. 4.32), Symptomverschreibung (→Kap. 4.34), Rollenspiele (→Kap. 4.39), die Verhaltensanalyse (→Kap. 4.37) und natürlich die Verstärkung (→Kap. 4.41).

In der Behandlung von Angststörungen sind die obersten Ziele, die Kontrollüberzeugung der Patientinnen/Klientinnen wiederherzustellen, das Vermeidungsverhalten abzubauen und die Kontrolle über Gedanken (besonders automatische Gedanken) und Körperfunktionen zu aktivieren und wieder zu etablieren. Diese Ziele erfordern eine besonders gut durchdachte Therapieplanung und Durchführung der einzelnen Übungen, damit das Vermeidungsverhalten tatsächlich abgebaut und nicht eventuell sogar noch verstärkt wird.

In der Regel gelingt dies in der Arbeit mit den Pferden sehr gut, da die Patientinnen/Klientinnen mit Freude und hoher Motivation bei der Sache sind, nicht zuletzt, weil der Umgang mit dem Pferd sehr schnell zu Erfolgserlebnissen führt, die Selbstwirksamkeit und das Selbstvertrauen stärkt und die Patientinnen/Klientinnen ihre Angst oftmals schnell sogar vergessen macht. Dabei kommt uns die imposante Erscheinung der Pferde zur Hilfe (→auch Kap. 3). Wenn eine Angstpatientin ein solch stolzes, großes und kräftiges Tier ohne Strick führen oder gar auf ihm reiten kann, gibt dies oft das Gefühl, ab jetzt »alles« zu können. Diesen Effekt kann man wohl in keinem anderen Setting so schnell herstellen. Das Pferd ermöglicht es, der Angst auf eine spielerische und damit leichte Art und Weise zu begegnen und sie zu bewältigen. Der Effekt der Generalisierung kommt den Patientinnen/Klientinnen dann zugute, diese Erfahrungen auch auf alltägliche Situationen zu übertragen.

Gerade in der Angstbehandlung wirkt das Pferd, als Fluchttier, als Modell. Das Pferd zeigt, dass Angst durchaus positiv zu werten ist, dass sie kein Gegner, sondern unser Helfer sein möchte, nämlich uns vor einer möglichen Gefahr zu schützen. Vor allem zeigt sich, dass Angst beherrscht und überwunden werden kann (→auch Kap. 3).

An dieser Stelle sei nochmals darauf hingewiesen, dass eine reine Exposition in der Arbeit mit dem Pferd unter Umständen schwer zu gestalten ist, da das Pferd als eigenständiges Lebewesen keinen hundertprozentig berechenbaren Faktor darstellt. Zusätzlich wird das Pferd als Fluchttier von dem Gefühl starker Angst der es umgebenden Person direkt beeinflusst. In solchen Situationen brauchen wir ein besonders nervenstarkes und ge-

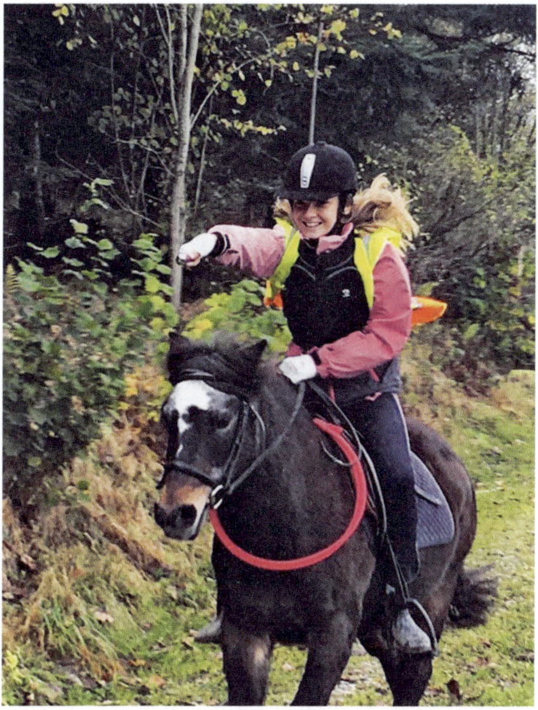

»Jetzt, wo ich auf einem Pferd reiten kann, kann ich auch alles andere!« (Zitat einer Patientin mit einer Angststörung)
Das Foto zeigt keine Therapiesituation, vermittelt aber, wie sehr das Reiten die Selbstsicherheit, die Entschlossenheit und die Freude fördern kann.

lassenes, selbstsicheres Pferd, das die Angst der Patientinnen/Klientinnen nicht aufnimmt, sondern abfangen kann.

In der Exposition muss immer gewährleistet sein, dass die angstauslösende Situation aufrechterhalten werden kann, bis die Angst von selbst wieder abfällt. Dies gestaltet sich in der lebendigen Arbeit mit dem Pferd mitunter sehr schwierig. Daher bieten sich in der Angstbehandlung eher Methoden an, bei denen die Angstbewältigung von kognitiven Strategien oder bestimmten alternativen Handlungsstrategien begleitet wird, die der jeweiligen Situation immer wieder neu angepasst werden können.

6.3 Posttraumatische Belastungsstörungen

Auch für die Behandlung von Posttraumatischen Belastungsstörungen gilt, dass sich grundsätzlich alle Interventionsmethoden der Verhaltenstherapie, in Abwandlung für die Arbeit mit dem Pferd, eignen.

Eine therapeutische Arbeit mit dem Pferd im Zusammenhang mit einer Posttraumatischen Belastungsstörung darf immer erst nach erfolgter Stabilisierung und Behandlung des akuten Traumas im stationären oder ambulanten Setting erfolgen. Es bedarf im Vorfeld einer Therapieeinheit mit dem Pferd der sehr genauen Exploration und Vorbereitung, um Flashbacks und eine mögliche Retraumatisierung zu vermeiden! Die Therapeutin sollte Erfahrungen in der Therapie von Posttraumatischen Belastungsstörungen mitbringen und entsprechend weitergebildet sein!

Bei der Behandlung von traumatisierten Patientinnen/Klientinnen gelten als vorrangige Ziele, die Kontrolle über das eigene Denken, Fühlen und Handeln, das Erleben von Selbstwirksamkeit und eine grundsätzliche Kontrollüberzeugung sowie eine gute und ausreichende Selbstfürsorge wiederherzustellen. In der Arbeit mit dem Pferd bieten sich dafür viele Möglichkeiten. Das Pferd fördert die Motivation der Patientinnen/Klientinnen, sich auf diese schwierige Arbeit einzulassen. Es wirkt vertrauensbildend und bewirkt mit seiner freundlichen, nicht wertenden und zugewandten Art, dass sich die Betroffenen schneller und leichter dem therapeutischen Prozess öffnen können.

Bei Gewalt- und Missbrauchsopfern gelingt es mithilfe des Pferdes auf spielerische und keine Angst machende Art und Weise, dass sich die Patientinnen/Klientinnen wieder auf die Wahrnehmung ihres Körpers, auf Körperkontakt, auf Kontakt überhaupt und auf die Wahrnehmung ihrer Gedanken und Gefühle vorsichtig einlassen können. Ein Aufweichen emotionaler Taubheit kann so in einem als sicher empfundenen Rahmen erfolgen. Das Pferd ist als Gegenüber einladend, nie wertend und somit nicht bedrohlich. Selbst- und Fremdwahrnehmung können gezielt geschult werden. Eigene Grenzen, nach innen wie nach außen, können in vivo wahrgenommen, gesetzt und damit experimentiert werden. Dies sind durch nichts zu ersetzende wichtige Erfahrungen in der Behandlung einer Posttraumatischen Belastungsstörung.

Hierzu nochmals ein Übungsbeispiel, welches natürlich auch bei anderen Störungsbildern angewendet werden kann, bei denen das Thema »Eigene, innere Grenzen wahrnehmen und Grenzen nach außen setzen« bearbeitet werden soll.

ÜBUNGEN

Bei dieser Übung steht das Pferd angebunden am Putzplatz. Die Patientin, in diesem Fall eine Patientin mit Missbrauchserfahrung in ihrer Kindheit und Jugend, ist im Vorfeld über den Sinn der Übung informiert worden. Das Thema »Eigene Grenzen« und in diesem Fall auch »Körperliche Grenzen wahrnehmen und setzen« wurde in das therapeutische Konzept integriert. Das Stundenziel wurde definiert und die Motivation der Patientin überprüft. Ängste und Fragen wurden bearbeitet. Dieser Punkt ist im Zusammenhang mit einer Traumastörung besonders bedeutsam.

Die vorgestellte Übung ist besonders effektiv, um Selbstwirksamkeit angstfrei und in einem strukturierten, sicheren Rahmen erlebbar zu machen. Das Erleben von Selbstwirksamkeit fördert das Zurückerlangen von Kontrollüberzeugungen.
Die Patientin bekommt die Instruktion, sich einen Platz zu suchen, an dem sie stehen möchte, und zwar ganz bewusst in einem für sie angenehmen Abstand zum Pferd. Sie wird instruiert und angeleitet, verschiedene Positionen auszuprobieren, in sich hineinzuspüren und den für sie richtigen Abstand bzw. die für sie richtige Nähe zu finden und herzustellen. Ebenso wird sie angehalten, an verschiedenen Positionen zum Pferd zu stehen, mehr am Kopf, am Bauch oder an der Kruppe des Pferdes, an der Seite, vor oder hinter dem Pferd (bei einem gut ausgebildeten Therapiepferd sollte das ohne Gefahr möglich sein). Die Patientin bekommt in jeder Position die Zeit und die Unterstützung, die sie benötigt, um sich über ihr Empfinden klar zu werden und ihre Emotionen zu regulieren. Das kann, je nach Fall, auch eine ganze Therapieeinheit in Anspruch nehmen. Auf keinen Fall sollte man die Übung abbrechen, bevor sich die Patientin nicht sicher ist, die für sie richtige Position gefunden zu haben, da dies eher ein Erleben von Versagen und Ohnmacht anstatt Selbstwirksamkeit bewirken würde. Da das Pferd wertneutral und nicht fordernd am Anbindeplatz steht, eröffnet man einen sicheren Raum, in dem es möglich wird, die eigene innere Grenze gefahrlos wahrzunehmen und nach außen auch umzusetzen.
Gerade für Patientinnen mit Missbrauchserfahrungen, die ihren Körper oft nicht oder nur wenig wahrnehmen, ist dies eine sehr anspruchsvolle Übung, die aber Dank unseres geduldigen und vertrauensbildenden Cotherapeuten, dem Pferd, nach meiner Erfahrung immer gelingt und auf der Ebene des Erlebens des eigenen Körpers, der eigenen inneren Grenzen und der Selbstwirksamkeit, diese Grenze bestimmen zu können und zu dür-

fen, oft einen gewaltigen therapeutischen Effekt hat. Dies ist in keinem anderen Setting und schon gar nicht so rasch und effektiv denkbar und möglich.

Wenn die Patientin ihre Position gefunden hat, bestärken wir sie intensiv in ihrer Entscheidung, egal wie diese Position aussieht. Im vorgestellten Fall wählte die Patientin eine Position am Hals des Pferdes, in etwa einem Meter Abstand. Für diesen Prozess benötigte sie etwa 35 Minuten und war sehr erstaunt und froh, nach anfänglich starker innerer Unruhe die innere Stimmigkeit des Abstandes zum Pferd spüren und einhalten zu können. Sie beschrieb eine große Ermutigung, da sowohl das Pferd als auch die Therapeutin ihre gesetzte Grenze akzeptierten, ohne jegliche weitere Forderung oder Erwartung. Dieses Erleben war für die Patientin neu und leitete den Prozess der Erstarkung der Selbstwirksamkeit, raus aus der Ohnmacht und Hilflosigkeit, ein.

Wenn die Position gefunden ist, wird die Übung für diese Therapieeinheit beendet. Die Therapeutin lobt das Pferd und entlässt es mit einem Leckerli in den Stall oder auf die Weide. Anschließend erfolgt eine kurze Nachbesprechung mit der Patientin, bei der sie ermuntert wird, ihre Erfahrungen zu beschreiben. Die gemachten Erfahrungen werden von der Therapeutin in das therapeutische Konzept eingeordnet und der Patientin transparent gemacht. Anschließend wird die Therapieeinheit beendet, egal, ob die Zeit unter- oder überschritten wurde. Wichtig sind in diesem Fall das Erleben der Selbstwirksamkeit und auch der Selbstwertigkeit (»Ich darf meine Grenze spüren und setzen«), die der Patientin von der Therapeutin und dem Pferd gespiegelt werden.

In dieser Übung vereinen wir verschiedene Elemente, die in der Traumatherapie wichtig sind, und machen sie für die Patientin erlebbar, was einen nachhaltigen Effekt hin zu einer Veränderung der krank machenden und die Störung aufrechterhaltenden Muster erzielt. Diese Elemente sind das Herstellen eines sicheren Raums, die Stabilisierung und eine erste, vorsichtige Einleitung der Veränderungsphase zugrunde liegender destruktiver Muster, die in der Posttraumatischen Belastungsstörung verankert sind.

An dieser Stelle sei nochmals ein besonderer Dank an meine Therapiepferde ausgesprochen, die gerade bei diesem Störungsbild mit ihrer geduldigen, offenen, einfühlsamen Wesensart enorm stabilisierende und verändernde Arbeit geleistet und ermöglicht haben!

6.4 Essstörungen

Bei der Behandlung von Essstörungen können wir nahezu alle Bausteine der Verhaltenstherapie einsetzen und kombinieren, wenn wir sie an die Arbeit mit dem Pferd anpassen und in entsprechenden Übungen umsetzen.

Da es sich bei essgestörten Patientinnen/Klientinnen meist um Mädchen oder junge Frauen handelt, die, wie viele ihrer Altersgenossinnen, oft eine hohe Affinität zu Pferden haben, ist die Pferdegestützte Therapie eine sehr gute Möglichkeit, schnell eine positive, tragfähige therapeutische Beziehung aufzubauen, was sich sonst oft als sehr schwierig erweist. Weiterhin ist das Pferd in diesen Fällen einmal mehr in der Lage, eine gute Therapiemotivation seitens der Patientinnen/Klientinnen herzustellen. Sie lassen sich gerne auf das Pferd und diese Arbeit ein, was einen nachhaltigen Therapieeffekt innerhalb einer relativ kurzen Zeit ermöglicht, im Gegensatz zum oft schleppenden und mühsamen Prozess im Setting einer Praxis.

Bei der Behandlung von Essstörungen sind mehrere Möglichkeiten der Schulung bestimmter Aspekte besonders hervorzuheben.

Da essgestörte Patientinnen/Klientinnen in den meisten Fällen ein gestörtes Körperschemabild von sich selbst haben, ist allen voran die Schulung der Selbstwahrnehmung und dort im Besonderen der Wahrnehmung des eigenen Körpers zu nennen. Aber auch die emotionale Wahrnehmung im Innen wie im Außen ist hier zu nennen, wie das Ausdrücken der eigenen Gefühle und Bedürfnisse.

Auch für den Bereich der Essstörungen ist die Schulung der Wahrnehmung der eigenen psychischen und körperlichen Grenzen sehr wichtig, genau wie das Umsetzen der Grenzen nach außen.

In der Arbeit mit den Pferden können wir sehr gut die Übernahme von adäquater Eigen- und Fremdverantwortung bewusst machen und einüben.

Essgestörte Patientinnen/Klientinnen haben oft ein erhöhtes Kontrollbedürfnis und sind ausgesprochen perfektionistisch. In der Arbeit mit den Pferden gibt es mannigfaltige Möglichkeiten, den Aufbau von Vertrauen zu fördern, das Abgeben von Kontrolle angstfrei erlebbar zu machen und die Reduktion von perfektionistischem Verhalten herbeizuführen. Nicht zuletzt können wir dafür gezielt Entspannungsübungen einbeziehen.

Im therapeutischen Prozess der Pferdegestützten Therapie ist es uns möglich, mit spielerischer Leichtigkeit zugrunde liegende destruktive, kognitive Muster aufzudecken, umzustrukturieren und eine kognitive und emotionale Neubenennung und Überschreibung einzuleiten, umzusetzen und zu etablieren.

Für die Behandlung von jungen essgestörten Patientinnen/Klientinnen ist das Setting der Pferdegestützten Therapie ganz besonders geeignet. Es führt nach meiner Erfahrung schneller zu Therapieerfolgen als im Setting einer Praxis und die erreichten Erfolge können in den meisten Fällen nachhaltig etabliert werden. Bei essgestörten jungen Patientinnen bietet es sich häufig an, die gesamte Behandlung im Setting mit den Pferden durchzuführen.

6.5 Persönlichkeitsstörungen

Wie bei der Behandlung der anderen vorgestellten Störungsbilder sind auch in der Therapie von Persönlichkeitsstörungen nahezu alle Bausteine der Verhaltenstherapie als Intervention in der Pferdegestützten Therapie möglich. Da es sehr unterschiedliche Persönlichkeitsstörungen gibt, sind die Verfahren der im Vordergrund stehenden Symptomatik anzupassen. Oft zeigt sich eine Persönlichkeitsstörung klinisch durch eine Depression, was eine gründliche Differenzialdiagnose notwendig macht, um den richtigen Therapieplan ausarbeiten und die passenden Interventionsmethoden auswählen zu können (→ auch Kap. 6.1).

Im Besonderen bieten sich in der Behandlung der Persönlichkeitsstörungen mit dem Pferd diejenigen Verfahren an, mit denen die emotionale Stabilität der Patientinnen/Klientinnen unterstützt, die Beziehungsfähigkeit, die bei fast allen Persönlichkeitsstörungen gestört ist, entwickelt und gestärkt, die Selbstwirksamkeit erlebbar gemacht und die Selbst- und Fremdwahrnehmung sowie die Selbstfürsorge gefördert werden können. Des Weiteren bieten sich Verfahren an, die das aktive Lösen von Problemen unterstützen und mit denen eine konstruktive Kommunikation sowie die konstruktive Lösung von

Konflikten trainiert werden können. Einen weiteren wichtigen Teil bilden Verfahren, die eine kognitive und emotionale Umstrukturierung, Überschreibung und Neubenennung ermöglichen.

In der Arbeit mit dem Pferd ist im Zusammenhang mit der Behandlung von Persönlichkeitsstörungen besonders hervorzuheben, dass es mit dem Partner Pferd für die betroffenen Patientinnen/Klientinnen spielerisch möglich wird, zu erlernen, sich auf eine echte Beziehung zum Pferd einzulassen und dabei trotzdem Grenzen nach innen und außen zu setzen. Dies umfasst die bewusste Wahrnehmung der eigenen Person und gleichzeitig des Gegenübers. Diese Möglichkeit ist einmalig und bietet sich in anderen Settings so nicht.

Viele der in diesem Buch vorgestellten Übungen können in der Arbeit mit Patientinnen/Klientinnen mit einer Persönlichkeitsstörung erfolgreich eingesetzt werden. Voraussetzungen für eine Erfolg versprechende Therapie mit dem Pferd sind die ausreichende emotionale Stabilität der betreffenden Patientinnen/Klientinnen, eine gute Therapiemotivation und eine tragfähige therapeutische Beziehung. Dann ist auch hier der Partner Pferd wieder in der Lage, innerhalb kurzer Zeit erstaunliche Behandlungseffekte zu ermöglichen.

Bei den Persönlichkeitsstörungen handelt sich um krankheitswertige Störungen, die ausschließlich von geschulten Psychotherapeutinnen oder Ärztinnen mit einem durchdachten Therapiekonzept und Therapieplan behandelt werden müssen. Im Vorfeld einer Psychotherapie mit dem Pferd müssen eine sorgfältige Anamnese, eine Verhaltensanalyse und eine sorgfältige Therapieplanung stehen. Die Therapeutinnen sollten die Möglichkeiten realistisch einschätzen können, ob die jeweiligen Patientinnen/Klientinnen emotional stabil genug sind, um sich auf eine Arbeit und damit eine Beziehung zum Pferd einlassen zu können. Um unsere Cotherapeuten, die Pferde, zu schützen, muss gewährleistet sein, dass sich kein unangemessen impulsives, aggressives oder antisoziales Verhalten den Tieren gegenüber zeigt.

6.6 Schizophrenien

In der Arbeit mit schizophrenen Patientinnen/Klientinnen kann das Pferd eine hilfreiche Unterstützung in der therapeutischen Arbeit bieten. Dies gilt insbesondere für die Möglichkeit, die Negativsymptomatik positiv zu beeinflussen. So können ein verflachter Affekt, Energielosigkeit, Antriebslosigkeit, Freudlosigkeit, Isolierung und Interessenverlust positiv beeinflusst werden. Häufig vorliegende Kontaktstörungen können ebenfalls positiv beeinflusst und soziale Kompetenzen geschult werden.

In der Behandlung von schizophrenen Patientinnen/Klientinnen kann die Therapie mit dem Pferd stets nur ein ergänzender Baustein im gesamten Behandlungsplan sein. Die jeweilige Zielsetzung ist immer individuell der Symptomatik anzupassen und darf in keinem Fall zu einer Überforderung führen, da dies die Symptomatik sogar fördern würde.

Wenn bei den zu behandelnden Patientinnen/Klientinnen eine Positivsymptomatik mit Wahnerleben, Halluzinationen, Denk- oder Ich-Störungen vorliegt, ist diese mit einer Pferdegestützten Therapie nicht zu beeinflussen. Die Therapie mit dem Pferd ist in diesem Fall kontraindiziert.

7 Therapie mit dem Pferd bei Schmerzpatienten

Die Pferdegestützte Therapie hat sich bei Schmerzpatienten, besonders bei Patientinnen/Klientinnen mit chronischen Schmerzen, sehr bewährt. Hier berühren sich verschiedene Therapierichtungen, bei denen das Pferd zum Einsatz kommen kann. Neben psychotherapeutischen und pädagogischen Elementen kommen auch vermehrt physiotherapeutische Elemente zum Einsatz. Dieser multimodale Therapieansatz in der Behandlung von chronischen Schmerzen hat sich nicht nur im ambulanten oder stationären Setting, sondern auch im Setting einer Therapie mit dem Pferd bewährt.

Die schmerztherapeutische Arbeit mit dem Pferd erweist sich besonders bei Fibromyalgie, Rückenleiden, rheumatischen Erkrankungen, Migräne und somatoformen Schmerzstörungen als erfolgreich.

Exemplarisch werden hier Ergebnisse einer Studie von Jutta Springer (2007) zur Wirkweise einer Pferdegestützten Schmerztherapie bei Fibromyalgie-Patientinnen vorgestellt. Sie konnte zeigen, dass sich durch die Pferdegestützte Therapie eine signifikante Verbesserung in der Symptomatik und im Befinden der Patientinnen/Klientinnen ergab. Im Einzelnen kam es zu deutlichen Verbesserungen in der Beweglichkeit, der allgemeinen Befindlichkeit, bei den Depressionswerten, der gesundheitsbezogenen Lebensqualität, dem psychischen Wohlbefinden, bei den Schmerzen, der Steifigkeit, der körperlichen Funktionsfähigkeit, der Müdigkeit und bei der Beeinträchtigung bei der Arbeit. Es ergab sich sogar, dass einige Patientinnen/Klientinnen im Laufe der Therapie auf Schmerzmedikamente verzichten konnten. Bei den meisten anderen konnten die Schmerzmedikamente deutlich reduziert werden.

Diese Ergebnisse sind sehr vielversprechend und können in meiner persönlichen Arbeit mit Schmerzpatientinnen in der Pferdegestützten Therapie vollumfänglich bestätigt werden.

Um eine solche Intervention durchzuführen, bedarf es natürlich wieder einer entsprechenden Weiterbildung und/oder einer guten Zusammenarbeit von Therapeutinnen verschiedener Verfahren der Pferdegestützten Therapie, z.B. Psychotherapeutinnen, Hippotherapeutinnen, Therapeutinnen für heilpädagogisches Reiten und Reittherapeutinnen.

Zum Schluss noch ein besonders erfreuliches und beeindruckendes Ergebnis aus meiner eigenen Arbeit. Nach zehn Stunden Intervention nach dem Konzept der Behandlung von Fibromyalgie-Patientinnen von Jutta Springer (2007) erzählte mir eine Fibromyalgie-Patientin ganz stolz, dass sie die 500 km lange Autofahrt zu ihrer Tochter ohne größere Schmerzen absolviert hatte und sogar ohne Probleme noch aus dem Auto aussteigen konnte. Vor der Behandlung war sie nicht mehr in der Lage gewesen, auch nur kurze Strecken mit dem Auto mitzufahren. Wenn sie dann nach einer solch kurzen Autofahrt aus dem Auto aussteigen wollte, benötigte sie Hilfe und konnte sich vor Schmerzen kaum noch aufrichten

Ein solches Ergebnis nach einer Therapie ist natürlich sehr erfreulich und steht für so viele überwältigende Erfolge, die wir in der therapeutischen Arbeit mit unseren Pferden vollbringen können! Deshalb erneut mein Dank von ganzem Herzen an diese wundervollen Wesen, die Pferde!

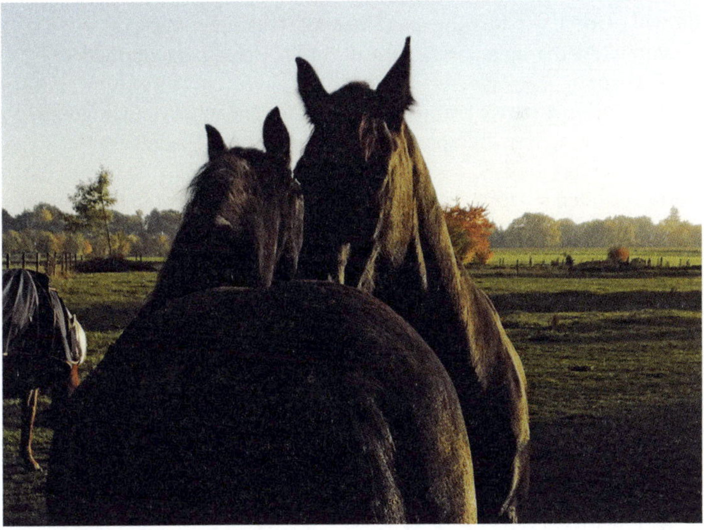

8 Literatur

Beck AT, Rush AJ, Shaw BF, Emery G (1996). Kognitive Therapie der Depression. Weinheim: Beltz.

Blöschl L (2015). Verstärkung. In: Linden M, Hautzinger M (Hrsg). Verhaltenstherapiemanual. 8. Aufl. Berlin, Heidelberg: Springer; 303–306.

de Jong-Meyer R (2015). Hierarchiebildung. In: Linden M, Hautzinger M (Hrsg). Verhaltenstherapiemanual. 8. Aufl. Berlin, Heidelberg: Springer; 145–148.

Derra C, Linden M (2015). Entspannungsverfahren. In: Linden M, Hautzinger M (Hrsg). Verhaltenstherapiemanual. 8. Aufl. Berlin, Heidelberg: Springer; 117–120.

Echelmeyer L (2015). Verhaltensbeobachtung. In: Linden M, Hautzinger M (Hrsg). Verhaltenstherapiemanual. 8. Aufl. Berlin, Heidelberg: Springer; 287–290.

Fachgruppe Arbeit mit dem Pferd in der Psychotherapie und Deutsches Kuratorium für Therapeutisches Reiten e. V. (2005). Psychotherapie mit dem Pferd. Warendorf: FN Verlag.

Hartmann J, Lange D, Victor D (2015). Interpersonelle Diskriminationsübung. In: Linden M, Hautzinger M (Hrsg). Verhaltenstherapiemanual. 8. Aufl. Berlin, Heidelberg: Springer; 159–162.

Hautzinger M (2015a). Idealisiertes Selbstbild. In: Linden M, Hautzinger M (Hrsg). Verhaltenstherapiemanual. 8. Aufl. Berlin, Heidelberg: Springer; 149–152.

Hautzinger M (2015b). Löschung. In: Linden M, Hautzinger M (Hrsg). Verhaltenstherapiemanual. 8. Aufl. Berlin, Heidelberg: Springer; 175–178.

Hautzinger M (2015c). Selbstbeobachtung. In: Linden M, Hautzinger M (Hrsg). Verhaltenstherapiemanual. 8. Aufl. Berlin, Heidelberg: Springer; 223–226.

Hautzinger M (2015d). Tages- und Wochenprotokolle. In: Linden M, Hautzinger M (Hrsg). Verhaltenstherapiemanual. 8. Aufl. Berlin, Heidelberg: Springer; 273–276.

Hautzinger M, Hoffmann N (2015). Einstellungen, Grundüberzeugungen verändern. In: Linden M, Hautzinger M (Hrsg). Verhaltenstherapiemanual. 8. Aufl. Berlin, Heidelberg: Springer; 333–340.

Heidenreich T, Michalak J (2015). Achtsamkeitsübungen. In: Linden M, Hautzinger M (Hrsg). Verhaltenstherapiemanual. 8. Aufl. Berlin, Heidelberg: Springer; 49–54.

Hoffmann N, Hofmann B (2015). Beruhigende Versicherungen (»reassurance«). In: Linden M, Hautzinger M (Hrsg). Verhaltenstherapiemanual. 8. Aufl. Berlin, Heidelberg: Springer; 75–78.

Kirn T (2015). Imagination und kognitive Probe. In: Linden M, Hautzinger M (Hrsg). Verhaltenstherapiemanual. 8. Aufl. Berlin, Heidelberg: Springer; 153–158.

Linden M, Hautzinger M (Hrsg) (2015). Verhaltenstherapiemanual. 8. Aufl. Berlin, Heidelberg: Springer.

Lutz R (2015). Genusstherapie (Euthyme Therapie). In: Linden M, Hautzinger M (Hrsg). Verhaltenstherapiemanual. 8. Aufl. Berlin, Heidelberg: Springer; 345–348.

Margraf J, Schneider S (1990). Panik: Angstanfälle und ihre Behandlung. 2. Aufl. Berlin: Springer.

Olbricht E, Otterstedt C (Hrsg) (2003). Menschen brauchen Tiere. Grundlagen und Praxis der tiergestützten Pädagogik und Therapie. Stuttgart: Franckh-Kosmos.

Roediger E (2015). Schematherapie. In: Linden M, Hautzinger M (Hrsg). Verhaltenstherapiemanual. 8. Aufl. Berlin, Heidelberg: Springer; 393–400.

Speierer GW (2015). Unkonditionales Akzeptieren. In: Linden M, Hautzinger M (Hrsg). Verhaltenstherapiemanual. 8. Aufl. Berlin, Heidelberg: Springer; 277–280.

Springer J (2007). Auswirkungen einer pferdegestützten bewegungstherapeutischen Intervention auf die Symptome der primären Fibromyalgie. Diplomarbeit. Köln: Deutsche Sporthochschule.

Stavemann HH (2015). Sokratische Gesprächsführung. In: Linden M, Hautzinger M (Hrsg). Verhaltenstherapiemanual. 8. Aufl. Berlin, Heidelberg: Springer; 251–260.

Süllwold L (2015). Reaktionsverhinderung. In: Linden M, Hautzinger M (Hrsg). Verhaltenstherapiemanual. 8. Aufl. Berlin, Heidelberg: Springer; 213–216.

Waschulewski-Floruß H, Miltner WHR, Haag G (2015). Bio- und Neurofeedback. In: Linden M, Hautzinger M (Hrsg). Verhaltenstherapiemanual. 8. Aufl. Berlin, Heidelberg: Springer; 83–88.

Zimmer D (2015). Selbsteinbringung. In: Linden M, Hautzinger M (Hrsg). Verhaltenstherapiemanual. 8. Aufl. Berlin, Heidelberg: Springer; 227–230.

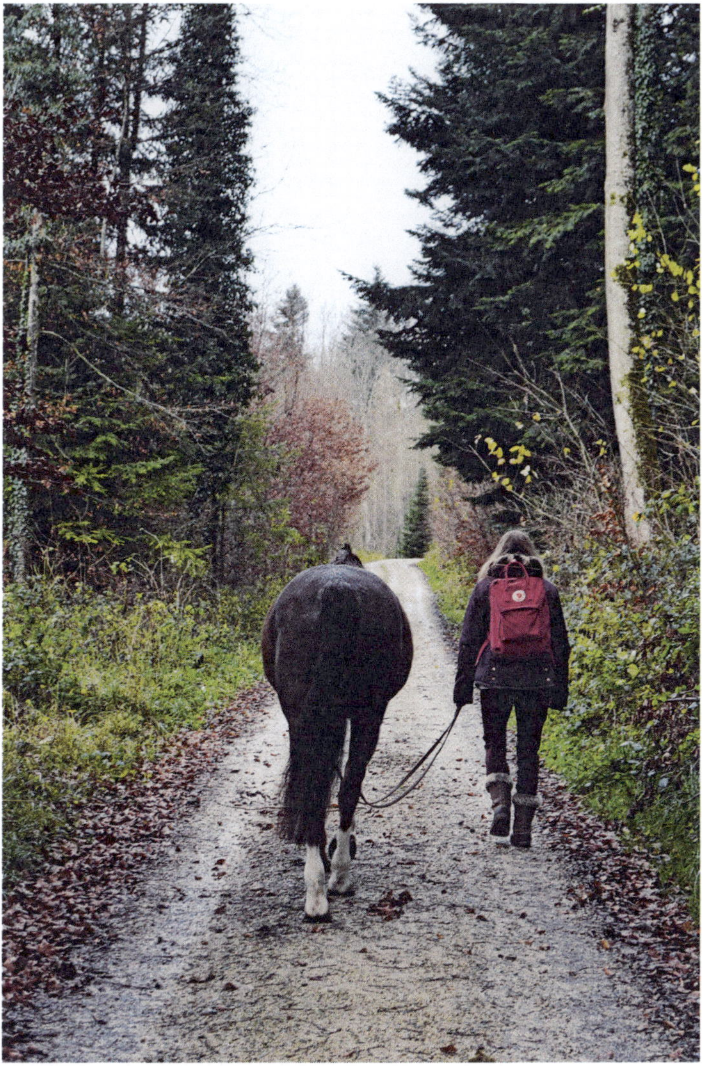

Zum Schluss wünsche ich Ihnen viel Erfolg und vor allem viel Freude bei der therapeutischen Arbeit mit Ihren Pferden!